Joseph Kiprop Choge

Perspectivas clínicas e históricas da esquistossomose

Joseph Kiprop Choge

Perspectivas clínicas e históricas da esquistossomose

Diretrizes para professores e alunos de cuidados de saúde nos países em desenvolvimento

ScienciaScripts

Imprint

Any brand names and product names mentioned in this book are subject to trademark, brand or patent protection and are trademarks or registered trademarks of their respective holders. The use of brand names, product names, common names, trade names, product descriptions etc. even without a particular marking in this work is in no way to be construed to mean that such names may be regarded as unrestricted in respect of trademark and brand protection legislation and could thus be used by anyone.

Cover image: www.ingimage.com

This book is a translation from the original published under ISBN 978-620-7-65322-5.

Publisher:
Sciencia Scripts
is a trademark of
Dodo Books Indian Ocean Ltd. and OmniScriptum S.R.L publishing group

120 High Road, East Finchley, London, N2 9ED, United Kingdom
Str. Armeneasca 28/1, office 1, Chisinau MD-2012, Republic of Moldova, Europe
Printed at: see last page
ISBN: 978-620-7-98683-5

Índice

Sobre o autor

O Dr. Joseph Choge é atualmente Professor Sénior na Universidade de Ciência e Tecnologia Masinde Muliro (anteriormente na Universidade de Kabianga), no Quénia. É também o líder do programa académico de Medicina Clínica na mesma universidade. O Dr. Choge publicou artigos em várias revistas científicas e também publicou livros académicos de nível universitário e capítulos de livros. Um dos seus artigos, intitulado "*Pellagra in Isoniacid Preventive and Anti-Retroviral Therapy*", publicado pela Elsevier, valeu-lhe e aos seus co-autores o prémio "Research Under Literal Access -'RULA' Award" na Índia em 2020. Participou em muitas conferências científicas para divulgar os resultados da sua investigação. O Dr. Choge recebeu um prémio de reconhecimento da investigação como Investigador Extraordinário do Ano de 2023 na Universidade de Kabianga. É examinador externo em várias universidades do Quénia. Faz atualmente parte do Conselho de Administração do Clinical Officers Council (COC, um organismo profissional regular no Quénia) e foi também o anterior Presidente do COC. É também o Presidente - Eleito - em - Espera da Academia Internacional de Educadores Médicos Associados (IAPAE).

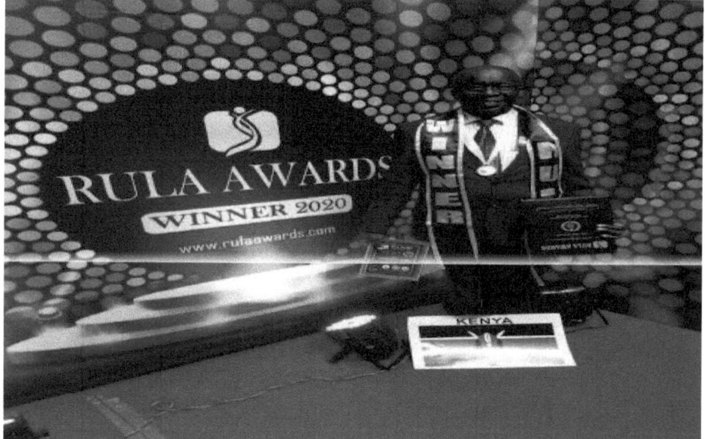

Introdução

A esquistossomose é uma das infecções parasitárias causadas por vermes do género Schistosoma, que causam a forma aguda ou crónica da doença nos seres humanos. O nome alternativo da doença é bilharzíase. A doença é transmitida por caracóis anfíbios ou aquáticos específicos que se encontram numa grande variedade de habitats de água doce. Cinco espécies diferentes de esquistossomas são responsáveis pela infeção dos seres humanos; são elas: *Shistosoma haematobium, Schistosoma mansoni, Schistosoma japonicum, Schistosoma intercalatum* e *Schistosoma mekongi*[79,233] . Para além de aprender as noções básicas sobre a esquistossomose, entre outras doenças, é importante que todas as categorias de alunos compreendam que, embora o controlo da esquistossomose tenha melhorado consideravelmente em muitas partes do mundo, ainda existem desafios e a guerra contra a doença está longe de estar terminada. Por exemplo, embora a única espécie de verme humano encontrada na China seja a *S. japonicum*[80] , esta tem causado grande sofrimento durante muito tempo[81,82] . No entanto, a China tem feito muitos progressos no sentido da sua eliminação e espera-se que seja possível eliminá-la até 2025[81] .

As espécies mais importantes responsáveis pelos danos patológicos em humanos são: *Schistosoma haematobium* que afecta a região uro-genital, *Schistosoma mansoni* e *Schistosoma japonicum*, ambos afectando o fígado e/ou os intestinos. Os professores de cuidados de saúde destacados para trabalhar em instituições de cuidados de saúde movimentadas e os alunos sob a sua instrução necessitam de material de referência rápida para orientação no diagnóstico e tratamento da esquistossomose. A informação relevante raramente é encontrada num único livro ou noutras fontes. O principal objetivo deste livro é disponibilizar os detalhes essenciais resumidos para permitir que os leitores poupem tempo na procura de informações relevantes necessárias para a fisiopatologia, apresentação clínica, complicações, diagnóstico e tratamento da esquistossomose. O livro também fornece informações de fundo essenciais para os esforços de investigação contemporâneos no sentido da prevenção da esquistossomose.

As informações contidas neste pequeno livro-texto permitirão ao leitor (1) descrever os antecedentes epidemiológicos e históricos da esquistossomose, a transmissão, a patogénese, a fisiopatologia, a imunologia e a resistência genética em relação à esquistossomose, (2) descrever a apresentação clínica e as complicações da esquistossomose, (3) descrever os diagnósticos diferenciais e o diagnóstico da esquistossomose, (4) delinear o tratamento e a gestão da esquistossomose, (5) descrever a prevenção/controlo da esquistossomose e (6) analisar os esforços de investigação contemporâneos para o controlo/erradicação da esquistossomose. Existe uma lista de referências de capítulos no final do livro, para ajudar o leitor a ler mais sobre a esquistossomose.

Capítulo Um: Antecedentes da esquistossomose

1.1 Antecedentes epidemiológicos da esquistossomose

De acordo com as estimativas da Organização Mundial de Saúde (OMS), a esquistossomose foi notificada em 2019 em cerca de setenta e oito países, dos quais cinquenta e um necessitaram de tratamento em larga escala entre as comunidades afectadas, para combater a transmissão moderada a elevada da doença[1,8] . Apesar de a esquistossomose ter sido interrompida com sucesso em alguns países[4] , a doença é considerada endémica em cerca de setenta e seis desses países, sendo que cerca de setecentos milhões de pessoas estão em risco de infeção devido à sua ocupação em tarefas agrícolas, recreativas ou domésticas que as expõem a água infestada[2,4] . As mortes anuais atribuíveis à esquistossomose a nível mundial estão estimadas em duzentos mil[5,14] . A OMS informou ainda que pelo menos duzentos e trinta e seis milhões (236,6 milhões) de pessoas necessitavam de tratamento para prevenir e reduzir a morbilidade da doença, em 2019[1] . Com mais de setecentos milhões de pessoas a viver em zonas reconhecidamente endémicas para a esquistossomose e uma parte desta população a migrar cada vez mais para zonas não endémicas, mais de duzentos milhões de pessoas estão consequentemente em risco de contrair a forma hepática e/ou intestinal, bem como a forma urogenital da doença[19,20] . A importância socioeconómica desta doença é tal que é responsável pela perda de setenta milhões de anos de vida ajustados por incapacidade. As consequências económicas da esquistossomose só ficam atrás da malária[52,53,54] . De acordo com a OMS, estima-se que cento e dois milhões (102,3 milhões) de pessoas foram tratadas para a doença em 2017[1,8] . Entre as pessoas afectadas, cerca de sessenta por cento são sintomáticas, queixando-se principalmente de sintomas de anemia crónica e desnutrição e de sintomas e sinais específicos dos órgãos afectados. No entanto, mais de vinte milhões apresentam uma doença grave[2] . Entre as complicações notáveis da infeção crónica da esquistossomose encontram-se a malignidade da bexiga urinária e a fibrose hepática[17,18] .

A esquistossomose tem uma elevada prevalência nas zonas tropicais e subtropicais do mundo, especialmente entre as comunidades pobres que têm um saneamento inadequado e falta de acesso a água potável segura[1] . A forma uro-genital da doença, causada por *S. haematobium*, é endémica no Médio Oriente, enquanto *S. japonicum* é endémica na Ásia Oriental e *S. mansoni* é endémica em África, na América Central e do Sul[16,17,18] . Outras espécies do parasita que são patogénicas para os seres humanos incluem: *S. guinensis*, prevalecente na África Ocidental, *S.*

intercalatum, prevalecente na África Central, *S. matthei*, prevalecente na África Austral, *S. malayensis*, prevalecente na Malásia Peninsular e *S. mekongi*, prevalecente na Ásia Meridional[16] .

À escala global, a esquistossomose está documentada como a terceira doença tropical mais devastadora (depois da malária e da helmintíase intestinal), responsável por muita morbilidade e mortalidade na maior parte de África, nas Caraíbas, na América do Sul, na Ásia e no Médio Oriente[2,233] . Outros estudos estimaram que mais de cento e quarenta milhões de pessoas que vivem em África (constituindo assim cerca de 90% das pessoas infectadas a nível mundial) estão infectadas com esquistossomose[1,3,4] . Um estudo estimou que cerca de quarenta milhões de mulheres em idade fértil estavam infectadas a nível mundial, sendo que dez milhões contraíram a doença durante a gravidez[15] .   A co-morbilidade com outras doenças, nomeadamente o vírus da imunodeficiência (VIH), a hepatite e a malária, foi referida num estudo realizado no Zimbabué[9] . A esquistossomose uro-genital é especialmente comum entre as pessoas infectadas pelo VIH; mais ainda entre as mulheres[1] .

No que diz respeito à história epidemiológica, a China enriqueceu muito o nosso conhecimento sobre a esquistossomose[83] . Embora tenha havido uma flutuação no número total de casos de esquistossomose na China, de acordo com investigações realizadas no passado (entre 2000 e 2014)[104,137] , há, no entanto, uma tendência global para o aumento do número de doentes afectados pela esquistossomose[107] . A maior parte da perspetiva histórica da epidemiologia da esquistossomose na China é apresentada na próxima subsecção deste livro.

1.2 Antecedentes históricos da esquistossomose

1.2.1 História geral da esquistossomose

Talvez a evidência mais antiga (mais antiga) da esquistossomose remonte a mais de seis mil anos atrás (5800 - 4000 a.C.), com base em evidências fósseis no norte da Síria, onde foram encontrados restos de parasitas esquistossomóticos com espinhos terminais nos restos do esqueleto pélvico[208] . No entanto, pensa-se que o "berço" da doença foi a região dos Grandes Lagos em África, tendo-se depois propagado ao Egito em resultado da escravatura humana e da importação de reservatórios animais que incluíam macacos durante a quinta dinastia de faraós (cerca de 2494 - 2345 a.C.)[38,55,57,208] .

O nome "esquistossomose" foi proposto em 1858 por David Friedrich Weiland, na sequência da adoção da morfologia dos vermes machos, que tinha sido adoptada pela Comissão Internacional de Normenclatura Zoológica[21] . De acordo com a terminologia etimológica, a "esquistossomose" deriva da união de duas palavras gregas "schistos", que significa "divisão", enquanto "soma" significa "corpo"[21] . No que diz respeito aos antecedentes históricos da esquistossomose, alguns dos mais claramente registados encontram-se em escritos antigos e evidências do Egito e da China.

De acordo com as descrições encontradas nos papiros médicos egípcios, cujos indícios sugerem que foram escritos já em 1500 a.C., a doença era designada por "a - a - a disease" e era conhecida por afetar agricultores, pescadores e outras pessoas que entravam em contacto com a água. Os seus sintomas caracterizados por corrimento peniano sugerem que pode ter sido a esquistossomose[60] .

No que diz respeito à história da esquistossomose na China, a história foi claramente narrada em 1972, na sequência da descoberta de um cadáver fossilizado de uma mulher, que recebeu o nome de "Xinzhui". O fóssil foi escavado em Mawangdui, Changhas, Hunan e as evidências fósseis remontam à dinastia Xi Han (186 a.C.)[83] . A autópsia revelou ovos de *S. japonicum* nos restos do reto e nos tecidos do fígado de "Xinzhui", o que confirmou a existência de esquistossomose na China há dois mil e cem anos[84] . Existem volumes antigos de livros de medicina tradicional chinesa que contêm informações registadas sugestivas de sintomas de esquistossomose e que datam de cerca de 400 a.C., embora pouco mais se soubesse sobre a doença nessa altura[85] . O primeiro caso da doença foi, contudo, confirmado em Hunan, Changde, na China, em 1905 (novembro), por Logan, que examinou um pescador que apresentava varicosidade, hepatoesplenomegalia, hemafecia e dor abdominal; todas estas caraterísticas são típicas de *S. japonicum*[86] . Logan confirmou o diagnóstico através da observação de ovos da espécie de parasita por meio de microscopia. Pouco depois desta descoberta, o parasita foi diagnosticado em doentes de outras províncias da China, nomeadamente: Anhui (em 1907), Zhejiang e Xangai (em 1910), Guangdong (em 1911), Jiangsu (em 1913), A situação tornou-se mais alarmante quando Fujian (em 1924) efectuou um estudo que confirmou uma taxa de prevalência de 60,3% entre os residentes da área de estudo[87] . A doença também foi detectada em Sichuan e Guangxi (em 1938). Em 1940, a esquistossomose (*S. japonicum*) também foi detectada na província de Yunnan[88] . Estas descobertas exigiram a realização de estudos mais intensivos na China. Assim, o primeiro estudo sistémico foi realizado por Meleney e Faust (em 1924), em vários locais identificados como Jiangsu, Suzhou e Jiaxing[89] . Li e Chen realizaram mais estudos epidemiológicos sobre a esquistossomose, mapeando assim a distribuição de *Oncomelania hupensis* ao longo do rio Yangtze e na região circundante durante o início da década de 1930 e arredores, e confirmaram que a doença se estava a tornar uma epidemia e que, por conseguinte, precisava de ser controlada urgentemente[90] . Apesar de a doença ter atingido proporções epidémicas nessa altura, continuou a ser negligenciada porque a China vivia então uma guerra civil[91,92] . A negligência de longa data em relação à esquistossomose na China causou problemas socioeconómicos e de saúde nas populações afectadas[84,92] . No entanto, prosseguiram estudos mais intensivos depois de a China se ter tornado uma República[88,91,93,94] . O controlo da esquistossomose na China melhorou muito com o tempo, à medida que a sua tecnologia e economia avançavam[88,95,96,97,98,99,141] . A melhoria acentuada da gestão global da esquistossomose na China levou a uma queda drástica do número de pacientes que sofrem da doença[90,104] . Graças ao incentivo da Organização Mundial de Saúde[140] , muitos países africanos optaram por fazer um benchmarking com a China no que respeita às abordagens de controlo da esquistossomose. A existência contemporânea desta cooperação China - África contribuiu tremendamente para o controlo e possível eliminação da esquistossomose num futuro previsível[81] .

No ano de 2005, foram desenvolvidas na China diretrizes clínicas para ajudar na gestão da esquistossomose[139] . As diretrizes garantiram que os doentes eram tratados adequadamente para evitar complicações e alterações malignas durante o processo da doença, entre outras complicações. O tratamento sintomático e de apoio também desempenha um papel importante no tratamento da esquistossomose. Na China, registou-se uma tendência geral para o aumento da ocorrência de esquistossomose grave/avançada no período entre 2014 e 2000. A continuação da tendência ascendente da ocorrência de esquistossomose na China pode ainda não ser excluída[104] . Outra preocupação é o potencial aumento da ocorrência de casos importados de esquistossomose de fora da China[106] , especialmente de África, que tende a ter uma prevalência elevada. A Nigéria, o Congo e a Tanzânia estão entre os países mais afectados em África[103,109,110] em resultado da promoção do movimento humano de populações entre a China e África, na sequência dos esforços de globalização socioeconómica[112] . O hospedeiro intermediário de Biomphalaria e *S. mansoni* foi encontrado em Shenzhen em 1981 e em Hong Kong desde 1974[113,114] . Desde então, a sua distribuição expandiu-se para outras cidades chinesas próximas[115] . Consequentemente, existe o receio de que uma maior propagação possa resultar num surto grave de esquistossomose na China[116] . O receio de proporções epidémicas de esquistossomose na China é real, uma vez que muitos estudos demonstraram que o número de emigrantes chineses enviados para outros países em desenvolvimento para capitalizar novos mercados comerciais potenciais está a aumentar. Segundo estimativas conservadoras, mais de um milhão de chineses deixaram a China para os países africanos só durante o período entre 1988 e 2014[117] . Consequentemente, a incidência de pacientes que sofreram de outras espécies de esquistossomose (especialmente as espécies de esquistossomose *S. mansoni* ou *S. haematobium*) tem sido cada vez mais registada[118-136] . Do mesmo modo, muitos imigrantes africanos que entram na China (incluindo aqueles que podem entrar ilegalmente) para estudos, negócios, entre outras razões, podem potencialmente transportar outras espécies de esquistossomose para a China. Cenários semelhantes podem reproduzir-se noutras partes do mundo.

A importância económica das complicações consequentes da esquistossomose grave é que causam muita morbilidade, incapacidade de viver sozinho sem apoio social ou podem mesmo resultar em morte[107] . Uma vez que os doentes que sofrem da forma grave da doença necessitam de cuidados de saúde a longo prazo, este desafio é ainda mais complicado devido à pobreza da maioria dos doentes, o que resulta numa elevada morbilidade e mortalidade devido à doença.

As primeiras provas de esquistossomose encontradas em restos de esqueletos humanos no norte da Síria (perto de Tell Zeidan) remontam a cerca de seis mil anos atrás (5800 - 4000 a.C.)[56] . Desde os primeiros tempos em que as civilizações agrícolas eram praticadas ao longo dos grandes vales fluviais pelos povos da Mesopotâmia e do Egito, é evidente que ocorriam entre eles vários distúrbios da bexiga e hematúria. Encontram-se descrições de hematúria no *Papiro Ginecológico de Kahun*. Os registos datam de 1900 a.C., durante o período de meados da XII dinastia. Por volta da época do Papiro de Ebers, foram descritas muitas formas de tratamento para a hematúria; por conseguinte, presume-se que a esquistossomose já estava generalizada nessa altura[22] . Além disso, foram encontradas descrições de hematúria e de outros sintomas geniturinários relacionados entre os povos assírios que usavam o termo "mūsu" para descrever o corrimento uretral; a palavra derivava possivelmente do verbo "wasû", que significa "sair"[58] .

A Bíblia Sagrada também regista incidentes sugestivos de esquistossomose entre os habitantes de Jericó, que era uma cidade antiga construída por volta de 7000 a.C.[28]. Outras evidências de escavações feitas com tijolos em restos de edifícios em Tel 'Aqeir (que remonta a 4000 - 2500 a.C.), o palácio de verão na Babilónia (que remonta a cerca de 625 a.C.) e o Zigurate em 'Aqar Quf (que remonta a cerca de 1350 a.C.) e Bismaya (que remonta aos séculos III e VI d.C.)

mostraram a presença de fósseis de conchas de caracóis semelhantes às que transmitem *S. haematobium* e cercárias[62] . Já na década de 1920, as evidências sugerem que cerca de setenta por cento dos homens egípcios tinham sido infectados com *S. haematobium*[61] . Uma escola de pensamento convincente levantou a hipótese de que, durante os tempos em que o Josué bíblico viveu, a esquistossomose pode ter-se espalhado do Egito para a Mesopotâmia. Nessa altura, a introdução da irrigação com canais artificiais pode ter começado, encorajando assim a propagação da esquistossomose[63] .

Os sintomas de *S. haematobium* eram comuns entre os soldados que combateram durante a invasão napoleónica do Egito (1799-1801)[23] . No entanto, só em 1851 é que o *Distoma haematobium* (atualmente conhecido como *S. haematobium)* foi isolado de veias mesentéricas durante uma autópsia no Hospital Kasr el Aini, no Cairo, por Theodor Maximilian Bilharz[24,43,44] . Fez a descoberta enquanto trabalhava com Carl Theodor Ernst[42] . Infelizmente, a vida de Bilharz foi interrompida quando ele morreu de complicações da febre tifoide em 1862, quando tinha apenas trinta e oito anos de idade[45] . Foram demonstradas evidências de óvulos calcificados de *S. haematobium* nos rins de duas múmias egípcias da XX^a dinastia (1250 - 1000 a.C.)[25] .

As entidades clínicas "síndrome de Katayama" e "comichão de Kabure" foram descritas em 1847, numa aldeia da prefeitura de Hiroshima, no Japão[26] . Esta descoberta foi feita pelo Dr. Yoshinao Fujii que, posteriormente, associou a doença à sensação de comichão e a lesões dermatológicas que se manifestavam nos agricultores que trabalhavam nos campos de arroz e que também ocorriam em animais como vacas e cavalos[17] . Embora Yoshinao Fujii tenha sido creditado com a primeira descrição formal da "síndrome de Katayama" como sendo caracterizada por tosse, dor de cabeça, febre, sensibilidade abdominal e mialgia, outros registos que remontam a cerca de 2400 anos atrás[49] entre os chineses também descrevem o que poderia corresponder às descrições da "síndrome de Katayama"[50] . No entanto, o relatório de Yoshinao Fujii sobre a "síndrome de Katayama" só ficou disponível muito mais tarde, em 1909[51] .

Mais tarde, em 1859, Cobbold (que deu à doença o nome de "Bilharzia") descobriu que os parasitas esquistossomóticos também podiam afetar os macacos africanos[46] , outros primatas e mesmo o gado e outros ruminantes e roedores. Robert Thomson Leiper, mais tarde conhecido como o "Pai da helmintologia", em 1915, não só distinguiu entre *S. mansoni* e *S. haematobium* em termos dos seus hospedeiros caracóis e morfologia, como também descobriu o modo de transmissão e os ciclos de vida de *Loa loa* e *Drancunculus medinensis*[47] . Patrick Manson (considerado o Pai da Medicina Tropical) descobriu em 1902 que *o Schistosoma haematobium* estava associado a hospedeiros intermediários caracóis[48] . Em 1904, o envolvimento hepático da esquistossomose foi descrito pela primeira vez por um professor japonês de patologia chamado Fujiro Katsurada[27] que, subsequentemente, designou o parasita que descobriu no sistema porta de um gato como *Schistosomum japonicum*[37] .

1.2.2 Antecedentes históricos do ciclo de vida da esquistossomose

O ciclo de vida, a biologia e a patologia do parasita *S. japonicum* foram descritos por cientistas japoneses e outros (1909 a 1915)[28-31] . Também se observou que, durante parte do ciclo de vida, os miracídios (as fases larvares do parasita) emergem dos ovos e, subsequentemente, penetram no caracol (hospedeiro intermediário) onde se multiplicam assexuadamente e aguardam para entrar no hospedeiro definitivo (tendo-se transformado em cercárias que nadam livremente) quando as condições para a entrada no hospedeiro definitivo são óptimas. Os parasitas migram então através dos pulmões para chegarem aos respectivos locais de predileção no hospedeiro definitivo. Estudos de investigação realizados na altura demonstraram que o tempo de vida do parasita esquistossoma varia entre três e cinco anos, mas, em alguns casos, pode chegar aos quarenta anos[39,41] . Devido ao seu ciclo de vida complexo, que envolve a água durante a sua propagação, a shistosomíase é considerada a doença transmitida pela água mais importante no que respeita à saúde pública mundial[59] . O facto de o seu ciclo de vida ter fases em seres humanos e animais como reservatórios dá crédito à escola de pensamento de que a doença pode ter sido originalmente uma doença dos animais que mais tarde evoluiu para uma zoonose. No entanto, até à data, esta teoria só foi comprovada para *S. mekongi* e *S. japonicum*[17] .

As investigações foram posteriormente reconhecidas nas Filipinas e na China[32] nos primeiros anos do século 20 [th33] e na década de 1930, em Celebs, Sulawesi[34] . Os hospedeiros intermediários de Oncomelania foram descobertos nas Filipinas em 1932[35] e anteriormente na China, em 1924[36] . A identificação e a descrição adequada de caracóis aquáticos específicos como hospedeiros intermediários e dos respectivos parasitas que transmitem foram também efectuadas nessa altura[18,38] . A descoberta do praziquantel como tratamento de eleição para a esquistossomose intestinal, hepática e genitourinária foi efectuada em 1970[40] .

Muitas das provas da esquistossomose foram recolhidas de múmias do Egito, utilizando métodos científicos modernos (técnicas moleculares) para as estudar[64] . Através da utilização de primers PCR adequados que detectam diretamente pequenos fragmentos de ADN antigo que são específicos de várias espécies comuns de esquistossomose (nomeadamente *S. mansoni* e *S. haematobium*), vários cientistas descobriram muito do que era anteriormente desconhecido sobre a esquistossomose. Ainda em 2014, técnicas moleculares mostraram indícios de *S. haematobium* e *S. mansoni* no ADN obtido a partir de amostras de fígado da múmia Nekht-Ankh, que se pensa datar de cerca de 3900 BP. Os indícios de parasitas *S. haematobium* foram também recuperados a partir de amostras de ADN intestinal da múmia Khum-Nakht[64,65] . Assim, a tecnologia molecular permitiu aos cientistas associar a esquistossomose à evolução humana. Através de um ensaio de imunoabsorção enzimática (ELISA), Deelder *et al* (1990) detectaram um esquistossoma circulante anódico na canela, bochecha e intestino de múmias egípcias que tinham sido infectadas com esquistossomose (*S. haematobium*)[66] .

Anteriormente, em 1973, os cientistas tinham iniciado o Manchester Egyptian Mummy Project, que permitiu estudar a informação recolhida de múmias preservadas globalmente em vários locais[67] . O Manchester Egyptian Mummy Project, em conjunto com a Medical Service Corporation International de Arlington, sedeada nos EUA, tem vindo a estudar, desde 1995, a epidemiologia da esquistossomose no Egito moderno e antigo[69] . De facto, antes do desenvolvimento da tecnologia molecular (1910), Marc Armand Ruffer relatou provas de esquistossomose encontradas nos rins de duas múmias egípcias datadas da vigésima dinastia (1250 - 1000 a.C.)[68] ; assinalando assim um marco importante na paleoparasitologia. Em 1992, estudos efectuados noutras múmias recuperadas da Núbia sudanesa (datadas de 350 - 550 d.C.) também revelaram provas de esquistossomose em 65% delas[70] .

Os trabalhos de investigação sobre a esquistossomose no Egito estão registados já em 1580, quando Prospero Alpini, um botânico e médico italiano, escreveu em 1584 "De Medicina Aegyptiorum" (que significa "Sobre a Medicina dos Egípcios"). Assim, Alpini notou a hematúria no Egito muito mais cedo (duzentos anos antes) do que os seus outros colegas europeus[71,72] . Outro médico francês, Renault, descreveu o Egito em 1798 como o único país onde os homens menstruam, com base em provas de hematúria terminal e de envolvimento da bexiga urinária caraterístico da esquistossomose crónica, amplamente observada em doentes do sexo masculino![73,74] . Sir Patrick Manson em 1902 relatou um caso de um inglês com esquistossomose intestinal[48] marcando assim a presença de *S. mansoni* na América e no Novo Mundo. Pensa-se que o parasita tenha sido transportado para a América através de escravos africanos infectados[75] . A introdução da agricultura de irrigação moderna[76] está associada ao recrudescimento da esquistossomose em áreas onde a doença se manteve endémica. Por volta de 1821, a agricultura de irrigação era comum em redor do rio Nilo[77] . A sua propagação pode ter-se agravado à medida que este tipo de agricultura foi sendo cada vez mais praticado devido ao aumento da população humana. Como é evidente na Ilha Corsina, ao longo do rio Cavu, a propagação da esquistossomose pode estar intimamente associada à migração humana de indivíduos infectados para áreas anteriormente sem esquistossomose[78].

Capítulo Dois: Patogénese e fisiopatologia da esquistossomose

2.1 O ciclo de vida da esquistossomose

Para entender a fisiopatologia da esquistossomose, é importante descrever os eventos que ocorrem no ciclo de vida do parasita[160,161]. O processo do ciclo começa com os ovos do parasita a serem excretados através das fezes (no caso de *S. japonicum* e *S. mansoni*) ou através da urina (no caso de *S. haematobium*), dependendo dos locais de predileção dos respectivos vermes trematódeos adultos emparelhados, que põem os seus ovos que eclodem e depois são libertados na água doce para nadarem livremente através da utilização dos seus cílios. Estas larvas ciliadas são conhecidas como miracídios. Os miracídios procuram e subsequentemente penetram nos caracóis apropriados (hospedeiros intermediários), dependendo das espécies de esquistossomas. Os parasitas entram nos caracóis aquáticos apropriados. Dentro dos caracóis, o parasita desenvolve-se através de duas gerações sucessivas de esporocistos. Os esporocistos dão então origem a cercárias, que são as formas larvares infecciosas que nadam livremente ao saírem dos caracóis. As cercárias penetram na pele humana com a ajuda de enzimas proteolíticas, ventosas e movimentos da cauda. Depois de penetrarem na pele, as cercárias perdem a cauda e transformam-se em esquistossómulos, que viajam através da circulação venosa. No fígado, os parasitas amadurecem para formas adultas dos respectivos sexos. Os adultos maduros juntam-se em pares e saem do fígado através do sistema venoso portal para o coração e os pulmões, antes de finalmente se instalarem nos respectivos locais de predileção para depositarem os ovos[160,161]. Os ciclos de vida das várias espécies de parasitas schistosoma são ilustrados e descritos mais adiante.

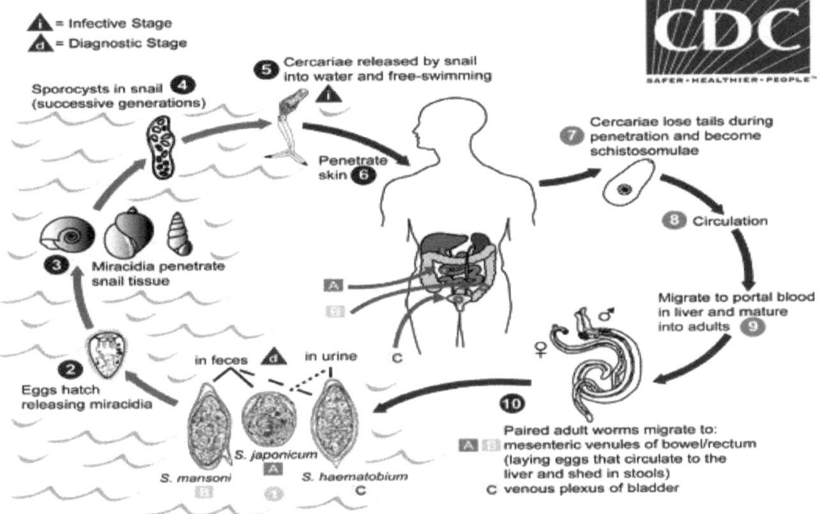

Os ovos *de Schistosoma* são eliminados através das fezes ou da urina, consoante a espécie **①**. Em condições adequadas, os ovos eclodem e libertam miracídios **②**, que nadam e penetram em hospedeiros intermediários específicos do caracol **③**. As fases no caracol incluem duas gerações de esporocistos **④** e a produção de cercárias **⑤**. Após a libertação do caracol, as cercárias infecciosas nadam, penetram na pele do hospedeiro humano **⑥** e libertam as suas caudas bifurcadas, transformando-se em esquistossómulos **⑦**. Os esquistossómulos migram através da circulação venosa para os pulmões, depois para o coração e desenvolvem-se no fígado, saindo do fígado através do sistema da veia porta quando maduros, **⑧⑨**. Os vermes adultos machos e fêmeas copulam e residem nas vénulas mesentéricas, cuja localização varia consoante a espécie (com algumas excepções) **⑩**. Por exemplo, o *S. japonicum* é mais frequentemente encontrado nas veias mesentéricas superiores que drenam o intestino delgado **A**, e o *S. mansoni* ocorre mais frequentemente nas veias mesentéricas inferiores que drenam o intestino grosso **B**. No entanto, ambas as espécies podem ocupar qualquer localização e são capazes de se deslocar entre locais. *O S. intercalatum* e *o S. guineensis* também habitam o plexo mesentérico inferior, mas numa posição mais baixa do intestino do que *o S. mansoni*. *O S. haematobium* habita mais frequentemente nos plexos venosos vesiculares e pélvicos da bexiga **C**, mas também pode ser encontrado nas vénulas rectais. As fêmeas (o tamanho varia entre 7-28 mm, dependendo da espécie) depositam os ovos nas pequenas vénulas dos sistemas portal e perivesical. Os ovos deslocam-se progressivamente para o lúmen do intestino (*S. mansoni, S. japonicum, S. mekongi, S.*

intercalatum/guineensis) e da bexiga e ureteres (*S. haematobium*), sendo eliminados com as fezes ou a urina, respetivamente ❶ .

Figura 2.1a: Ciclo de vida dos parasitas Schistosoma. Fonte: Cortesia: CDC (DPDx). Imagem e informação do Ciclo de Vida[160] .

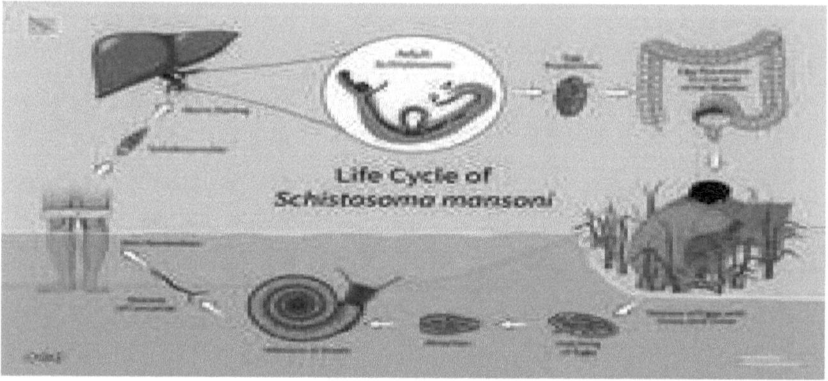

Figura 2.1b: Ciclo de vida dos parasitas Schistosoma. Fonte: Cortesia: Wikipedia (https://en.wikipedia.org/wiki/file; 03_Hegasy_Schistosomiasis_wiki_EN_CCBYSA.png) [161]

2.2 Patogénese da esquistossomose

Assim que o parasita se estabelece em vários locais de predileção do ser humano infetado (hospedeiro definitivo), o parasita começa então a causar patologia e manifestações clínicas durante as fases aguda e crónica da infeção, dependendo da espécie do parasita[164] . A espécie conhecida como *S. haematobium* tem predileção pelos plexos venosos pélvicos e vesiculares da bexiga urinária, mas ocasionalmente pode instalar-se nas vénulas rectais, enquanto o *S. mansoni* e o *S. japonicum* têm predileção pelas vénulas mesentéricas do reto e dos intestinos, embora o *S. japonicum* também possa ser encontrado nas veias mesentéricas inferiores. Contudo, o *S. mansoni* tem predileção pelas veias mesentéricas inferiores, embora também possa habitar outras secções das veias mesentéricas. As outras espécies, nomeadamente: *S. intercalatum* e *S. guineensis* instalam-se nos plexos mesentéricos inferiores que se encontram na porção inferior dos intestinos. O parasita tem uma esperança média de vida de quatro (três a cinco) anos, enquanto os seus ovos são capazes de sobreviver durante mais de trinta anos depois de infectarem um hospedeiro humano[159] . Os hospedeiros definitivos alternativos incluem o gado e os ratos[162,163] .

2.2.1 Patogénese da esquistossomose aguda

A fase aguda da infeção por esquistossomose (síndrome de Katayama) ocorre desde o período em que as cercárias penetram na pele (poucos minutos após a penetração das cercárias na pele) até várias semanas ou meses após a penetração inicial. Poucos minutos após a penetração inicial na pele, as cercárias causam comichão (tipicamente conhecida como comichão do nadador). Isto ocorre devido a uma dermatite alérgica localizada que se manifesta clinicamente como bolhas e borbulhas avermelhadas e com comichão.

Após várias semanas ou meses da infeção inicial, o parasita causa a febre ou síndrome de Katayama (também conhecida como esquistossomose aguda), que no caso do *S. mansoni* e do *S. haematobium* tende a afetar pessoas que contraíram a doença pela primeira vez ao visitar uma área endémica (como turistas), ao contrário do *S. japonicum* que tende a ocorrer como reinfeção entre populações que residem em regiões endémicas[159]. Esta última (esquistossomose aguda devida ao *S.japonicum*) tem uma incidência mais elevada e um pior prognóstico do que a primeira[159]. A fase aguda da doença está associada a complexos imunes circulantes e a uma eosinofilia periférica marcada.

Os sintomas que ocorrem devido ao síndroma de Katayama desaparecem, normalmente, no espaço de semanas, embora possa tornar-se fatal para alguns. A síndrome pode também ser exacerbada por medicamentos que matam os parasitas; daí a necessidade de incluir glucocorticóides no tratamento da doença. Durante o estágio, o clínico deve assegurar que é prestada a devida atenção à história do doente afetado, que pode ter visitado uma zona endémica, praticado actividades como vadear em água doce, nadar, esquiar, fazer rafting ou andar de barco. Para além da comichão que pode ocorrer poucos minutos após a exposição à penetração das cercárias, o doente afetado pode também apresentar uma erupção maculopapular e uma dermatite ligeira associada (embora esta última seja relativamente rara e se pense que é assim devido ao baixo estatuto imunogénico das cercárias penetrantes). Nalguns casos, contudo, pode ocorrer uma dermatite alérgica acentuada.

Embora a dermatite e os sintomas associados tendam a ser auto-limitados, a reexposição subsequente à mesma espécie do parasita pode levar a uma forma mais intensa de dermatite e sintomas relacionados. No entanto, ao contrário das cercárias e dos vermes adultos que têm uma imunogenicidade mínima, os ovos do esquistossoma são capazes de induzir respostas imunitárias locais e sistémicas graves. Os sintomas causados pela retenção dos ovos e pela formação de granulomas nas paredes intestinais incluem: diarreia sanguinolenta, cólicas abdominais e, por fim, inflamação devido à polipose do cólon. Os doentes com um envolvimento relativamente mais pesado dos intestinos podem manifestar-se com uma taxa aumentada de recorrência da infeção *por Salmonella* (evidenciada por hemoculturas positivas apesar da ausência do parasita nas culturas de fezes). Pensa-se que os vermes adultos são mais adaptáveis ao seu ambiente dentro do hospedeiro devido à sua capacidade de absorver as proteínas antigénicas do seu hospedeiro ou à exibição de um revestimento antigénico; desta forma, podem escapar à resposta imunitária e até viver durante anos dentro da corrente sanguínea sem causar qualquer patologia, desde que não sejam atacados pelo sistema imunitário.

A fisiopatologia exacta da febre de Katayama ainda é desconhecida[164] . No entanto, pensa-se que está associada a complexos imunes (hipersensibilidade de tipo III) formados através da interação de antigénios estranhos nos estádios penetrantes do parasita (esquistossomulos e/ou ovos do parasita) e os anticorpos do hospedeiro, activando assim uma resposta autoimune[159,164] . Pensa-se que os numerosos ovos produzidos por *S. japonicum* são responsáveis pela formação de um grande volume de complexos imunes, causando assim linfadenopatia, esplenomegalia e patologia hepática (consequentemente causando hipertensão portal e fibrose), tudo isto levando à morte[159] .

2.2.2 Patogénese da esquistossomose crónica

A forma crónica da schistosomíase é relativamente mais comum em termos de ocorrência do que a forma aguda. A fase crónica da esquistossomose envolve inflamação crónica e formação de granuloma, tudo devido a reacções imunitárias aos ovos que ficaram presos nos tecidos infectados do corpo[159] . A fase crónica também pode apresentar complicações agudas de perfuração e hemorragia associada e até apendicite[167,168] . Também foram comunicados casos de perfuração rectal devido a *S. haematobium*[166] . A inflamação crónica provocada pelos ovos acaba por causar fibrose, formação de granulomas e destruição de tecidos nos órgãos afectados[159,164] . Durante a infância, a forma grave da doença pode também estar associada a nanismo (caracterizado por baixa estatura e atraso no desenvolvimento), megalosplénia e ascite.

Pode ocorrer envolvimento crónico do fígado, causando doença hepática devido a fibrose periportal grave. Esta é caracterizada por um padrão em forma de tubo, conhecido como fibrose em forma de tubo de Symmers. A fibrose periportal pode levar à hipertensão portal, que pode ser seguida de ascite, esplenomegalia e hemorragia esofágica (varizes) e ao desenvolvimento de colaterais porto-sistémicos. Os ovos podem chegar à circulação pulmonar através das colaterais porto-sistémicas ou chegar diretamente através da veia cava inferior no caso da esquistossomose da parede da bexiga urinária. Em qualquer dos casos, isto acabará por causar cor pulmonale franco ou hipertensão pulmonar, que são altamente fatais. Num estudo, a hipertensão pulmonar foi encontrada em cerca de vinte por cento (18,5%) dos doentes que se manifestaram com hepatoesplenomegalia devido à esquistossomose[159,170]. O risco aumentado de carcinoma hepatocelular pode ocorrer após a co-infeção da esquistossomose com hepatite B ou C, devido à disfunção hepática acelerada do que pode ocorrer com a hepatite isolada. A forma grave ocorre após a deposição dos ovos do parasita nos tecidos do fígado e nos intestinos. Posteriormente, provocam uma resposta granulomatosa que leva à fibrose do tecido periportal (um tipo de fibrose em forma de tubo). Posteriormente, a resposta granulomatosa torna-se menos regulada para minimizar a resposta inflamatória. Os danos ao parênquima hepático seguem a obstrução dos vasos portais que também ocorre devido à fibrose periportal induzida pelo ovo. A esquistossomose avançada resultante está também associada a hipertensão portal, cirrose e/ou fibrose hepática, ascite, varizes gastrointestinais e esplenomegalia[106].

Uma vez que os vermes adultos estão aos pares e, por conseguinte, são sexualmente activos, os ovos são normalmente postos em grande número e alguns chegam mesmo a escapar das veias onde são postos para os tecidos circundantes[165]. Os ovos chegam aos locais de predileção (principalmente a bexiga urinária e os intestinos) com a ajuda de enzimas proteolíticas. No entanto, grandes quantidades de ovos, juntamente com os miracídios que contêm, ficam presos nos tecidos, provocando assim uma resposta imunitária inflamatória nas áreas afectadas[159]. Se os ovos ficarem retidos no trato urinário (o que está associado ao *S. haematobium*), acabam por provocar a formação de granulomas e de carcinoma de células escamosas (cancro da bexiga), dando origem a sintomas e sinais de uropatias obstrutivas, disúria, hematúria, úlceras urinárias e pólipos da bexiga[169]. A deposição dos ovos do parasita noutros órgãos para além do trato urinário e dos mesentérios (deposição ectópica), nomeadamente no cérebro, na pele, nos pulmões, nas glândulas supra-renais, nos músculos, nos olhos e nos órgãos genitais, pode provocar manifestações clínicas adicionais nos órgãos afectados. A doença cerebral (principalmente devida a *S. japonicum*) e a mielite transversa (mais associada a *S. mansoni* e *S. haematobium*) são algumas das manifestações do sistema nervoso central. Após a invasão local dos tecidos pelos ovos, são libertadas enzimas e toxinas que provocam uma resposta imunitária mediada por Th2[171].

Os miracídios dentro dos ovos vivem durante cerca de sete (seis a oito) semanas (durante todo este tempo libertam antigénios) antes de acabarem por morrer e deixarem de libertar antigénios[159] . A forma crónica da doença é, portanto, uma resposta imune mediada por células (granulomatosa) que é mediada por neutrófilos, eosinófilos, células CD4+T, macrófagos, monócitos e linfócitos. Mais proeminente é a resposta das células auxiliares Th1 que libertam citocinas como o interferão gama (IFN-γ) durante a fase inicial da infeção. A resposta Th1 passa depois para a resposta Th2, o que resulta num aumento dos níveis de interleucina (IL-4), IgE e eosinófilos à medida que a produção de mais ovos continua[159] . Além disso, nas infecções crónicas, a resposta Th2 provoca um aumento adicional dos níveis de produção de outras interleucinas (nomeadamente IL-10, IL-13 e imunoglobulina (IgG4)) que, coletivamente, invertem a progressão da formação de granulomas para a formação de colagénio nos locais onde anteriormente se formaram granulomas[159] . As manifestações clínicas específicas que resultam da reversão da formação de granulomas para a deposição de colagénio dependem da duração da infeção, do órgão afetado, da espécie de parasita esquistossoma e do número de ovos depositados em cada um dos respectivos órgãos[159] . A menos que a deposição de ovos seja eliminada de alguma forma, a quantidade de ovos retidos continuará a aumentar indefinidamente[159] .

2.3 Populações em risco de esquistossomose

A distribuição da esquistossomose pelo género e pela raça é quase igual em termos de suscetibilidade (isto implica que tanto os homens como as mulheres de todas as raças são igualmente susceptíveis à infeção por esquistossomose). Contudo, nas zonas endémicas, as crianças e os adolescentes são frequentemente mais afectados do que os idosos[4] . Os estudos também detectaram parasitas da esquistossomose em recém-nascidos e na placenta, confirmando assim a infeção congénita[12,13] . A variação geográfica das complicações decorrentes da infeção tem sido notada; a ascite tem sido considerada mais comum no Médio Oriente do que no Brasil.

A esquistossomose foi introduzida em novas áreas durante a migração das populações, especialmente das zonas rurais para as zonas urbanas. O aumento da população e as correspondentes necessidades de energia eléctrica e de recursos hídricos exigem frequentemente modificações ambientais e o estabelecimento de esquemas de desenvolvimento, que infelizmente facilitam a transmissão do parasita que causa a doença. O interesse crescente pelo ecoturismo contribuiu para o aumento do número de turistas que contraíram a doença; alguns deles podem apresentar uma infeção aguda grave e uma paralisia invulgar. A esquistossomose encontra-se principalmente entre as comunidades de baixo nível socioeconómico, especialmente entre as pessoas que se dedicam à pesca e às actividades agrícolas (como as que implicam andar na água, por exemplo, a cultura do arroz e quaisquer outras actividades semelhantes) nas zonas rurais.

A agricultura continua a ser um importante fator de risco devido ao facto de os reservatórios de água artificiais destinados a serem utilizados na irrigação em ambientes áridos ou semi-áridos serem cada vez mais comuns. Entre estes contam-se as mulheres que se dedicam às tarefas domésticas e as crianças que andam na água infestada enquanto brincam, se deslocam para a escola ou outros locais. As crianças com uma higiene inadequada são especialmente susceptíveis à infestação por parasitas. Essas pessoas também correm o risco de desenvolver esquistossomose genital feminina[1] . Muitas terras agrícolas (especialmente nos países em desenvolvimento) estão, portanto, a ser recuperadas numa tentativa de satisfazer as necessidades alimentares de populações humanas em rápido crescimento. Infelizmente, este esforço de recuperação de terras pode potencialmente aumentar o risco de esquistossomose, especialmente se não forem adoptadas as medidas de prevenção adequadas.

Capítulo Três: Manifestações Clínicas e Diagnóstico da Esquistossomose

3.1 Tipos de esquistossomose

A esquistossomose é uma doença parasitária aguda e crónica causada por vermes sanguíneos (vermes trematódeos) do género *Schistosoma*. Duas formas principais de esquistossomose afectam habitualmente o homem, nomeadamente a esquistossomose intestinal e a esquistossomose urogenital. Estas são causadas principalmente por cinco espécies diferentes do parasita, nomeadamente *S. haematobium, S. mansoni, S. mekongi, S. japonicum, S. guineensis* e o seu parente *S. intercalatum* (Quadro 2.1)[1,2,6].

A forma intestinal da esquistossomose é causada principalmente pelo *S. mansoni* e está registada em cerca de cinquenta e dois países. Alguns desses países incluem: Antígua, Martinica, Santa Lúcia, Guadalupe, Porto Rico e República Dominicana (todos na região das Caraíbas), Suriname, Brasil e Venezuela (todos na América do Sul) e países do Mediterrâneo oriental. A maioria dos países africanos também tem a forma intestinal da esquistossomose[8]. Pelo menos dez países que ocupam as florestas tropicais da África Central albergam outras espécies de esquistossomas que causam sintomas intestinais, nomeadamente *S. japonicum, S. intercalatum* e *S. mekongi*. O *S. japonicum* é endémico nas Filipinas, China, Tailândia e Indonésia (todos na região do Pacífico ocidental). O *S. mekongi* (assim chamado porque foi encontrado pela primeira vez ao longo do rio Mekong) é comum na região circundante do Laos, Tailândia e Kampuchea - todos no Sudeste Asiático. A forma urinária da esquistossomose, causada por *S. haematobium*, é predominante na parte oriental do Mediterrâneo e em cinquenta e quatro países africanos.

Tabela 3.1: **Distribuição geográfica e distribuição de parasitas da esquistossomose**

Espécies		Distribuição geográfica
Esquistossomos e intestinal	*Schistosoma mansoni* (predileção pelas vénulas mesentéricas do cólon)	África, Médio Oriente, Caraíbas, América do Sul, Brasil, Venezuela e Suriname
	Schistosoma japonicum (predileção pelas vénulas mesentéricas do intestino delgado)	Apenas na Ásia: China, Indonésia, Filipinas e Tailândia

Schistosoma mekongi (predileção pelas vénulas mesentéricas do intestino delgado)	Vários distritos do Camboja e da República Democrática Popular do Laos. Área de 200 km da bacia do rio Mekong; atualmente estende-se às províncias do norte
Schistosoma intercalatum (predileção pelas vénulas mesentéricas do cólon) e *S guineensis* aparentado	Zonas de floresta tropical da África Central e Ocidental
Esquistossomos e urogenital	*Schistosoma haematobium* (predileção pelo plexo venoso vesical)	África, Médio Oriente, Córsega (França), Índia e Turquia

Fontes: Cortesia: Organização Mundial de Saúde. https//www.who.int/Newsroom/Fact sheets/Detail/Schistosomiasis. 8th janeiro, 2022. Schistosomiasis, Fact Sheet No 115; fevereiro de 2010. Organização Mundial de Saúde. Disponível em http://www.who.int/mediacentre/factsheets/fs115/en/.

3.2 Manifestações clínicas e complicações da esquistossomose

3.2.1 Manifestações clínicas agudas da esquistossomose

A esquistossomose pode apresentar manifestações clínicas durante a fase aguda ou crónica da doença. Durante a fase aguda, é provável que o doente afetado apresente uma história de exposição recente a alguns dos factores predisponentes da doença. Estes podem incluir natação recente, vadear em água doce, entre outros, especialmente nas regiões tropicais onde a doença é geralmente endémica. O indivíduo afetado pode então desenvolver uma erupção cutânea pruriginosa (pruriginosa) após a penetração das cercárias na pele. A erupção cutânea tende a desaparecer espontaneamente dentro de sete a dez dias[159] . Após cerca de cinco (duas a oito) semanas de penetração da cercária na pele, surge a febre de Katayama (esquistossomose aguda), especialmente após uma infestação intensa por *S. japonicum*[164,174] . A doença é, portanto, mais frequentemente caracterizada por febre, mialgia, mal-estar geral e letargia. São menos frequentes os sintomas de dor de cabeça, tosse, erupção cutânea papular ou urticariforme e anorexia[173] . Os sintomas devidos ao corpulmonale ou à anemia também podem surgir durante a fase aguda e crónica da doença (nomeadamente fraqueza corporal, falta de ar e dor generalizada). Podem também surgir diarreia com sangue, urina com sangue e dores abdominais no quadrante superior[159,172,173] . Estes sintomas, no seu conjunto, imitam qualquer infeção viral bacteriana aguda ou a malária. No entanto, a diferença em relação à malária é que, na esquistossomose, há queixas adicionais de erupção cutânea urticariforme (comichão de nadador), linfadenopatia, hepatoesplenomegalia e/ou eosinofilia. A esquistossomose aguda também pode apresentar perturbações neurológicas focais, especialmente mielite transversa (inflamação da medula espinal), que responde bem aos corticosteróides[159] . Para prevenir a infeção crónica, é também administrado praziquantel para matar os vermes adultos[159,174] .

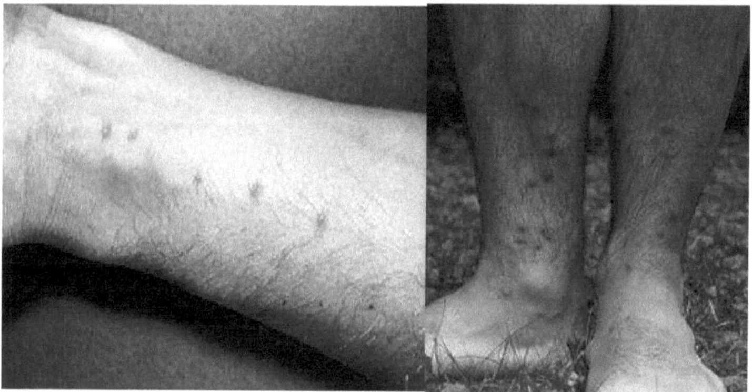

Figura 3.1: Dermatite cercária que afecta o braço (esquerda) e as pernas (direita). Estas últimas apresentam-se como erupções maculopapulares. Fonte: Cortesia: Wikipedia.

3.2.2 Manifestações clínicas crónicas da esquistossomose

A forma crónica da esquistossomose pode apresentar sintomas após vários meses ou anos da exposição inicial; por isso, é sempre importante lembrar-se disso durante a recolha do historial. A esquistossomose crónica segue-se à formação de granulomas devido à deposição anormal de ovos nos órgãos afectados do corpo[183] . Ao contrário da fase aguda, em que o início não é apenas insidioso, mas permanece ligeiro e sintomaticamente inespecífico (exceto no caso de infecções ligeiras)[77] , a forma crónica tende a apresentar sintomas que são relativamente específicos da lesão do órgão subjacente. No caso da infeção por *S. haematobium*, os sintomas estarão associados a perturbações da bexiga urinária, incluindo hematúria terminal, disúria, frequência urinária e podem mesmo incluir caraterísticas de doenças do trato urinário, como a malignidade da bexiga[176] . No caso de outras espécies de esquistossomose (*S. japonicum, S. intercalatum, S. mekongi* e *S. mansoni*)[77] , os sintomas específicos podem incluir perturbações do fígado e do trato intestinal (nomeadamente fadiga, disenteria, diarreia, especialmente em crianças[181] , dor e distensão abdominal, hematémese, melaena e edema dos membros inferiores). O envolvimento global do fígado (geralmente conhecido como esquistossomose hepatoesplénica) pode causar fibrose nalguns doentes (um estudo estimou que entre quatro a oito por cento dos doentes com infeção grave (crónica) prolongada desenvolvem fibrose)[181] . Quando os ovos se instalam no fígado, também podem causar esplenomegalia, hipertensão portal, fibrose periportal, ascite e varizes esofágicas que são potencialmente fatais[184]. A forma com risco de vida pode apresentar-se com caput medusae[184].

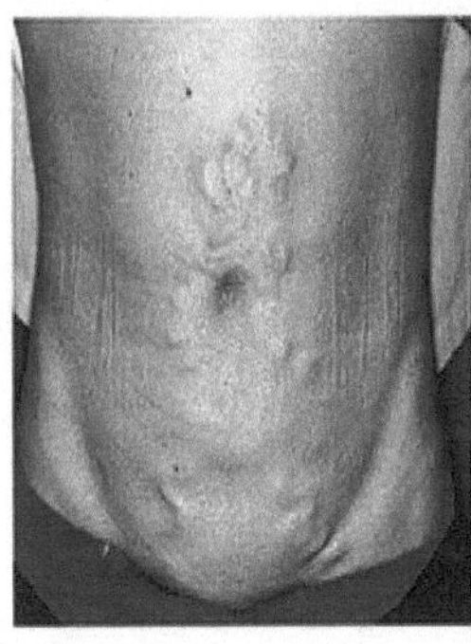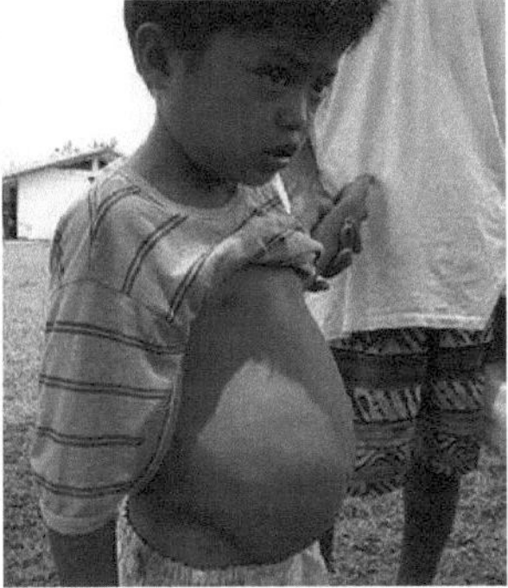

Figura 3.2: Caput medusae após fibrose periportal devido a hipertensão portal por esquistossomose hepática *(imagem à esquerda)*. Rapaz de 11 anos de Agusan del Sur, Filipinas, com ascite e hipertensão portal devido a esquistossomose. Fonte: Cortesia: Wikipedia.

A schistosomíase hepática crónica pode ocorrer na fase inicial (reação inflamatória precoce) ou na fase tardia (schistosomíase hepática crónica). A primeira ocorre principalmente na infância e na adolescência e está associada a uma reação imunológica causada por ovos que ficam presos nos espaços hepáticos pré-sinusoides e periportais, criando numerosos granulomas[159]. Uma vez que a infeção durante a fase inicial pode não ser grave, os testes de função hepática são normalmente normais[159]. No entanto, o aumento do fígado pode, em raras ocasiões, tornar-se maciço ao ponto de atingir a pélvis. A fase tardia da esquistossomose afecta principalmente uma proporção relativamente pequena de pessoas com imunidade comprometida e de pessoas com infeção crónica (principalmente adultos jovens e de meia-idade)[159]. As manifestações clínicas da esquistossomose hepática crónica incluem hepatoesplenomegalia, caput medusae[159], ascite e varizes esofágicas[183].

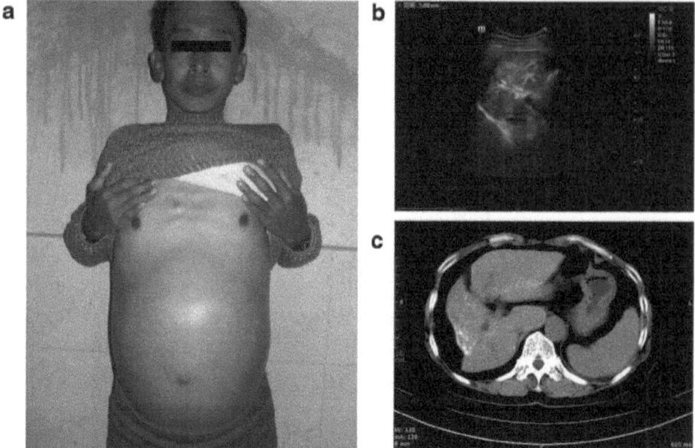

Figura 3.3: Caraterísticas clínicas da esquistossomose avançada. a Sinal abdominal: varizes subcutâneas da parede abdominal e distensão abdominal (ascite/esplenomegalia). b Ultrassonografia do fígado: fibrose e aumento do diâmetro da veia porta (hipertensão portal). c Imagem de TC do fígado: fibrose. As fotografias foram obtidas no Jingzhou City No. 3 People Hospital, com a autorização dos doentes. Fonte: Cortesia: Lan-Gui Song et al. (2016). (Revisão). História da epidemiologia da esquistossomose, situação atual e desafios na China: no caminho para a eliminação da esquistossomose.Parasitol Res (2016) 115:4071-4081 DOI 10.1007/s00436-016-5253-5.

Pode ocorrer estreitamento do reto ou do cólon[182] em caso de envolvimento grave do TGI[181] e sintomas sugestivos do envolvimento do sistema nervoso central (nomeadamente cefaleias, convulsões generalizadas ou focais, mielorradiculopatia com disfunção da bexiga, fraqueza nos membros inferiores e dores nas costas, parestesia, mielite transversa, paraplegia devido à deposição de ovos na cauda equina e no cone medular)[176]. O envolvimento cerebelar pode manifestar-se com aumento da pressão intracraniana, náuseas e tonturas[179]. Também foram registados distúrbios visuais e sintomas de pressão da massa occipital[180]. Podem também ocorrer caraterísticas de insuficiência hepática (embora raras, a menos que haja co-infeção com hepatite) durante a infeção crónica[178]. O envolvimento do sistema reprodutor feminino apresenta-se normalmente com dores pélvicas, fluxo menstrual irregular, ulcerações genitais que aumentam a vulnerabilidade ao VIH[177], hemorragias pós-coito, perturbações da vagina e da vulva (incluindo fístula vesiculo-vaginal), aumento do útero e cervicite e/ou infertilidade[13], enquanto o envolvimento do sistema cardiopulmonar pode apresentar-se com fadiga fácil, dispneia aos esforços e pneumonite (palpitações, hemoptise, pieira ligeira, tosse).

3.2.3 Complicações da esquistossomose

Ocorre uma vasta gama de complicações da esquistossomose crónica[159] e estas incluem: Hemorragia e obstrução do TGI, desnutrição, nefropatias obstrutivas (associadas a hematúria, disúria ou pielonefrite e até mesmo insuficiência renal e lesão de órgãos terminais), hemoespermia, malignidade que afecta o cancro da bexiga (carcinoma de células escamosas), fígado ou vesícula biliar, sépsis por salmonela, cor pulmonale e hipertensão pulmonar. Pode também ocorrer envolvimento do SNC (neuroesquistossomose), infertilidade, bebés com baixo peso à nascença, abortos espontâneos e aumento do risco de gravidez ectópica, formação de granulomas nas trompas de Falópio e na vulva. Outras complicações podem incluir apendicite, obstrução intestinal completa ou parcial, estenoses intestinais, pólipos e úlceras intestinais, enteropatia perdedora de proteínas e anemia por deficiência de ferro.

3.3 Diagnóstico diferencial e diagnóstico da esquistossomose

3.3.1 Diagnósticos diferenciais da esquistossomose

É importante que todos os clínicos considerem os diagnósticos diferenciais da esquistossomose. Entre os mais comuns estão as doenças parasitárias helmínticas e até mesmo reacções a medicamentos, que estão associadas a febre e erupção cutânea com eosinofilia. Os diferenciais cardiovasculares incluem insuficiência cardíaca congestiva e edema pulmonar. As doenças associadas à hematúria incluem a tuberculose que afecta o sistema renal, doenças malignas do trato urogenital e nefrite aguda. Uma vasta gama de doenças cujos sintomas estão associados ao fígado e aos intestinos inclui: pancreatite, leishmaniose visceral, úlcera péptica, esplenomegalia tropical e doenças mieloproliferativas, entre outras. As doenças associadas a convulsões (ataques) e sintomas neurológicos focais incluem qualquer lesão que ocupe espaço ou epilepsia. Outros factores diferenciais são: infecções do trato urinário feminino e masculino, gastroenterite, salmonelose (febre tifoide), pancreatite, doença inflamatória intestinal, doença do soro, infecções da medula espinal, obstrução urinária, síndrome viral aguda (incluindo VIH e hepatite viral), cirrose, hipertensão pulmonar, co-infeção de esquistossomose com malária, VIH, hepatite B ou C, entre outras, ocorrem ocasionalmente.

3.3.2 Critérios gerais de diagnóstico da esquistossomose

Técnicas de diagnóstico: Está disponível uma vasta gama de técnicas de diagnóstico. As mais frequentemente utilizadas incluem várias técnicas laboratoriais (microscopia de urina e fezes, testes serológicos, quantificação de ovos e testes de viabilidade de ovos), diagnóstico molecular, biópsia de tecidos e procedimentos imagiológicos, entre outros.

O método mais prático para o diagnóstico da esquistossomose é a identificação de ovos nas fezes ou na urina. Do ponto de vista dos locais de predileção dos vários parasitas da esquistossomose (região intestinal para *S. japonicum, S. mansoni* e a maioria das outras espécies, exceto *S. haematobium* que reside na região da bexiga urinária), o exame de urina deve, por isso, ser feito apenas quando se suspeita de *S. haematobium* ou de uma infeção mista que pode incluir esta última, enquanto o exame de fezes será apropriado para as restantes espécies. Os diagnósticos moleculares, como a reação em cadeia da polimerase (PCR) e os métodos de amplificação isotérmica mediada por laço (LAMP), também estão disponíveis em algumas instalações[204,205] . Os testes baseados na PCR são precisos e rápidos, mas a sua utilização generalizada é limitada pelo facto de serem dispendiosos e exigirem mão de obra altamente qualificada[204] . O exame microscópico pode ser efectuado num esfregaço simples contendo um a dois miligramas de fezes. Uma vez que os ovos podem estar em pequenas quantidades ou ser eliminados de forma intermitente, a repetição do exame ou a utilização de métodos de concentração, ou ambos, podem melhorar o diagnóstico de confirmação. Além disso, para efeitos de investigações e inquéritos de campo, a quantificação e a avaliação da produção dos ovos do parasita podem ser efectuadas através da técnica de Kato-Katz, que requer uma maior quantidade de fezes (20 - 50 mg de fezes). O método de Ritchie[203] também pode ser utilizado. O método de Ritchie, que foi modificado por Régis Anécimo, é um método em que uma suspensão de fezes de cerca de dois gramas em cerca de 10 mililitros de água morna com sabão mantida a 45 graus centígrados é homogeneizada e filtrada através de um funil (marcado em mm) com gaze dobrada. A mistura é então submetida a centrifugação - processo de sedimentação[203] . O diagnóstico pode ser apoiado pela utilização de análises ao sangue, que também podem ser úteis para avaliar a gravidade da infeção por esquistossomose. A esquistossomose aguda manifesta-se normalmente com eosinofilia no sangue e/ou nos tecidos, enquanto a esquistossomose crónica se caracteriza por uma eosinofilia periférica mínima ou ausente, embora a eosinofilia nos tecidos persista. O diagnóstico é confirmado através de testes serológicos e de técnicas de reação em cadeia da polimerase (PCR)[185,186] . Embora a PCR seja uma técnica rápida e precisa, é utilizada com menos frequência em países pobres em recursos (devido ao facto de ser relativamente cara e exigir mão de obra altamente qualificada para a sua realização) do que em países desenvolvidos[204] .

Testes laboratoriais: No que diz respeito à esquistossomose, pode ser utilizada uma punção de urina para detetar hematúria numa determinada comunidade suspeita. O teste guaiaco de fezes também pode ser utilizado para detetar manchas de sangue nas fezes, caso o cliente a ser examinado possa ter uma infeção por *S. japonicum* e/ou *S. haematobium*[159]. O princípio do teste guaiaco de fezes (também conhecido como gFOBT, teste de sangue oculto nas fezes guaiaco e teste de esfregaço guaiaco) é o seguinte: pequenas amostras de fezes são colocadas em cartões especiais revestidos com uma substância química chamada guaiaco e enviadas para um médico ou laboratório para serem testadas. Uma solução de teste é colocada nos cartões e o guaiaco faz com que a amostra de fezes mude de cor. Se houver sangue nas fezes, a cor muda muito rapidamente.

Outras análises laboratoriais úteis incluem o hemograma completo, a fosfatase alcalina, a gama-glutamiltransferase (GGT) e os níveis de transaminases, bem como testes de função renal e hemoculturas. Hemograma completo (CBC) que normalmente pode mostrar eosinofilia periférica, especialmente após a presença de anemia e/ou infeção aguda[159]. Quando a granulomatose hepática se manifesta, os níveis de fosfatase alcalina e de gama-glutamiltransferase (GGT) estão aumentados. Os níveis de transaminases podem estar elevados em caso de hepatite coexistente, caso contrário, geralmente não são afectados. Em caso de suspeita de esquistossomose hepatoesplénica e/ou hepatite por outras causas, os testes de função hepática podem estar alterados[159]. Também podem ser efectuados testes de função renal em caso de suspeita de nefropatias obstrutivas graves. Podem ser efectuadas hemoculturas em caso de febre recorrente ou persistente e para aqueles que desenvolvem infeção recorrente por *Salmonella* spp. após esquistossomose entérica grave.

Microscopia da urina e das fezes: A identificação de ovos nas fezes do indivíduo afetado confirma o diagnóstico de schistosomíase. A microscopia é útil para o exame de amostras de fezes, onde *S. mansoni* e *S. japonicum* podem ser vistos durante o exame. Os ovos de *S. mansoni* têm cerca de 140 por 60 μm de tamanho e têm uma espinha lateral. O exame das fezes pode ser melhorado através da utilização da técnica de Kato-Katz, que é uma técnica semi-quantitativa de exame das fezes. A microscopia da amostra de urina pode revelar *S. haematobium*, para além da evidência de hematúria macroscópica e microscópica. Em áreas onde a esquistossomose é endémica, a hematúria microscópica é identificada com mais precisão através da utilização de tiras reagentes de urina do que através da utilização de testes de antigénio circulante[202]. Os métodos de concentração são preferidos para estimar a carga de ovos, embora não se deva confiar neste método para determinar a gravidade da doença, devido ao facto de a contagem de ovos poder variar significativamente num doente ou entre várias amostras. No que diz respeito à microscopia das fezes, os esfregaços espessos são geralmente preferidos para o diagnóstico da infeção primária dos intestinos. O exame das fezes pode também revelar a presença grosseira de manchas de sangue ou heme. Para detetar infecções ligeiras, são necessários métodos de concentração. No entanto, o método de concentração tem as mesmas limitações que a microscopia da urina. A identificação de espécies mistas ou únicas de esquistossomose e os seus pormenores morfológicos podem ser feitos em laboratórios bem equipados. Para quantificar os ovos excretados, o cálculo é feito com base numa recolha de fezes ou urina de vinte e quatro horas, que é depois homogeneizada antes de os ovos serem contados, de modo a avaliar a gravidade da infeção. Os ovos dos parasitas *S. haematobium* e *S. japonicum* têm maior probabilidade de serem detectados entre as 10 e as 15 horas[188] .

Biópsia de tecidos e outros procedimentos: Sempre que todos os outros testes de diagnóstico para a suspeita de esquistossomose falharam, mas a suspeita da doença ainda se mantém, está indicada a biopsia de tecido. Por outras palavras, a biopsia de tecidos está indicada quando os resultados dos exames de fezes ou de urina são negativos ou quando existe apenas uma infeção ligeira[159,164,200] . Também podem ser feitas biópsias de tecido para detetar ovos presos na bexiga ou no reto. Sempre que os ovos não são facilmente detectáveis nas fezes ou na urina (devido ao facto de serem eliminados de forma intermitente e em pequenas quantidades), são utilizados testes serológicos. A reação em cadeia da polimerase (PCR) é quase perfeita na confirmação do diagnóstico, ao detetar e quantificar o ácido desoxirribonucleico (ADN) do parasita em amostras de fezes ou urina[189] . Num estudo, foi 99,9% específico e 94,4% sensível para a esquistossomose[186] . Os testes serológicos baseados em ELISA também podem ser efectuados para detetar anticorpos durante estudos epidemiológicos e gestão clínica. No caso de ter ocorrido calcificação da bexiga, as alterações patológicas resultantes podem ser detectadas utilizando técnicas de imagem/radiológicas (raios X). A biopsia da mucosa é bastante eficaz durante a visualização dos ovos. O procedimento utilizado consiste em obter várias amostras de biopsia e esmagá-las entre lâminas para aumentar a sensibilidade da deteção dos ovos[197] . A biopsia do fígado é útil para a deteção de ovos e é considerada adequada para doentes com co-infecções e para os que não têm diagnóstico. Os procedimentos adequados utilizados durante o diagnóstico da schistosomíase incluem citoscopia (quando há envolvimento primário da bexiga urinária ou avaliação de pólipos ou úlceras secundárias, para realizar biópsia para excluir malignidades), proctoscopia/sigmoidoscopia (para obter biópsias da mucosa, incluindo biópsia rectal para diagnóstico e/ou identificação de complicações, como pólipos sésseis e pedunculados), biópsia cirúrgica (para o diagnóstico de esquistossomose ectópica), biópsias transbrônquicas ou lavados broncoscópicos (para detetar ovos depositados nos pulmões)[196,198] , punção lombar (para detetar eosinófilos no LCR de indivíduos com envolvimento neurológico)[195] e endoscopia digestiva alta (para tratar hemorragias do intestino superior com escleroterapia endoscópica ou para avaliar varizes esofágicas).

Quantificação de ovos de esquistossoma: A medição da intensidade da infeção por esquistossomose é importante em áreas endémicas, de modo a avaliar os efeitos adversos atribuíveis às complicações da doença. Esta quantificação é determinada através da técnica Kato-Katz, em que uma amostra de 20 a 50 gramas de fezes ou um volume padronizado de urina é passada através de uma membrana Nucleopore, seguida da contagem de ovos na membrana[187] . Neste contexto, a gravidade da infeção é determinada em conformidade. A infeção grave é indicada por >400 ovos por grama de fezes ou 10mL de urina. A infeção moderada é indicada por 100 - 400 ovos por grama de fezes ou 10mL de urina. A infeção ligeira é indicada por uma contagem de <100 ovos por grama de fezes ou 10 ml de urina.

Teste de viabilidade do ovo: O teste de viabilidade dos ovos é útil na avaliação da eficácia do tratamento da esquistossomose. Uma vez que as pessoas com infeção inativa podem continuar a libertar ovos mortos na urina ou nas fezes durante meses, devem ser efectuados testes de viabilidade dos ovos (como o exame microscópico dos ovos para detetar o movimento das células da chama ou a eclosão dos ovos). O procedimento do teste de viabilidade dos ovos consiste em misturar a urina ou as fezes com água destilada (cuja temperatura é mantida à temperatura ambiente) e, em seguida, efetuar observações para detetar indícios de eclosão de miracídios. Enquanto a infeção passada ou tratada está associada a ovos não viáveis, uma infeção ativa está associada a ovos não viáveis e à ausência de miracídios.

Testes de esquistossomose urinária: São efectuados determinados testes específicos durante o diagnóstico da esquistossomose urinária, intestinal e hepática. Para a esquistossomose urinária, é feita uma análise da urina (urinálise) e uma cultura para hematúria, leucocitúria e proteinúria, bem como para as infecções urinárias associadas. No que respeita à esquistossomose intestinal e hepática, são necessárias técnicas de concentração (por exemplo, a técnica do esfregaço espesso de Kato-Katz) para quantificar o número de ovos excretados por dia. Devem também ser consideradas análises sanguíneas (por exemplo, sangue nas fezes, hemograma para excluir anemia, eosinofilia e trombocitopenia) e outros testes para detetar a hepatite B e C. O exame direto das fezes não é um teste sensível para a esquistossomose intestinal e hepática (ambas ocorrem durante a fase crónica da doença). As provas de função hepática não são muito úteis para o diagnóstico porque os seus valores permanecem normalmente dentro dos limites normais até à fase terminal da doença. No entanto, os valores da gama-glutamil transferase e da fosfatase alcalina podem estar ligeiramente elevados. Se as provas de função hepática se tornarem anormais, procure outras doenças (co-infecções) da esquistossomose.

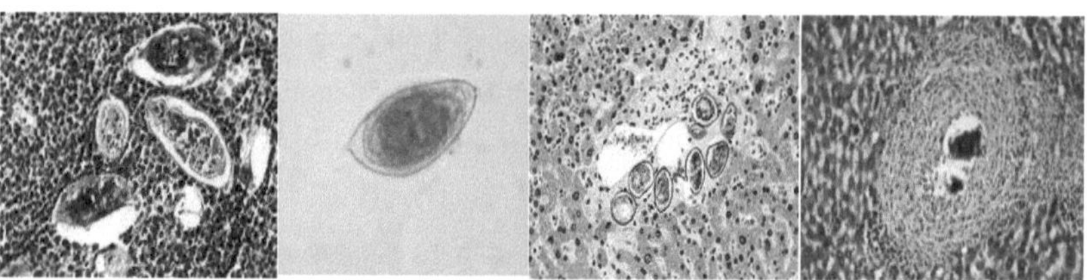

Figura 3.4: Micrografia mostrando ovos de *S. haematobium* - espinhos terminais são vistos (*extrema esquerda e segunda esquerda*), ovos de *S. japonicum* no trato portal hepático (*segunda direita*) e ovos de *S. mansoni* dentro do granuloma hepático (extrema direita).

Deteção de anticorpos/Testes serológicos: A deteção de anticorpos é útil sempre que for necessário detetar os parasitas do esquistossoma em pessoas suspeitas que tenham visitado recentemente áreas endémicas, mas que não tenham sido detectados parasitas nas fezes ou na urina. A especificidade e a sensibilidade dos testes de deteção de anticorpos variam consoante o procedimento utilizado ou o tipo de preparação de antigénio utilizado (purificado, bruto, cérceas, ovos ou vermes adultos)[200] . Em laboratórios bem equipados, como o dos Centros de Controlo e Prevenção de Doenças (CDC), a deteção de anticorpos é feita através da utilização de uma combinação de testes com antigénios purificados de vermes adultos. Na maioria dos testes serológicos em que se suspeita da presença de *S. mansoni*, as amostras serológicas são testadas utilizando o Antigénio Microssomal Adulto de *S. mansoni* - MAMA, uma das técnicas Falcon Assay Screening Test (FAST) - ELISA (FAST-ELISA)[200] . Outras técnicas FAST-ELISA que foram registadas como sendo altamente eficazes incluem: *Haematobium* Adult Worm Microsomal Antigen - HAMA (sempre que se suspeite de *S. haematobium*) e *Japonicum* Adult Worm Microsomal Antigen - JAMA (sempre que se suspeite de *S. japonicum*)[191,200,201] . Alguns dos resultados da utilização destas técnicas foram encorajadores. A sensibilidade utilizando MAMA, HAMA e JAMA foi de 99%, 95%, mas inferior a 50% para JAMA[200] .

Com base nesta redução da sensibilidade para outras espécies de esquistossomas que não o *S. mansoni*, são também testados immunoblots (westernblot) destas espécies, considerados adequados ao historial de viagens dos viajantes afectados, para detetar infecções causadas por *S. japonicum* e *S. haematobium*. A especificidade do FAST - ELISA para a deteção de esquistossomas é de cerca de 99%[200] . Os immunoblots com vários antigénios microssomais de vermes adultos (MAMA, JAMA e HAMA) são específicos para cada uma das respectivas espécies infecciosas; por conseguinte, uma reação positiva indica a presença da espécie infecciosa. Os antigénios microssomais das três principais espécies do parasita (nomeadamente o MAMA, o HAMA e o JAMA) foram considerados altamente específicos quando se utilizaram os ensaios FAST, ELISA (Enzyme-Linked Immuno- Sorbent Assay) e immunoblot[191,201] . O ELISA, em particular, tem uma sensibilidade e especificidade superiores a noventa por cento e noventa e cinco por cento, respetivamente. Os testes Western blot são frequentemente utilizados para confirmar o diagnóstico depois de o ELISA ser positivo[190] . É importante notar que um teste de anticorpos positivo não pode ser correlacionado com a carga de vermes, o prognóstico, a produção de ovos ou o estado clínico do indivíduo afetado. No entanto, um teste de anticorpos positivo indica apenas a presença da infeção pelo parasita. O destino da viagem do indivíduo afetado pode ajudar a determinar a espécie de esquistossoma a ser submetida a imunoblot[200] . Em 2005, uma equipa do Museu de História Natural de Londres, liderada por Russell Stothard, efectuou uma avaliação no terreno, no Uganda, da microscopia (um novo microscópio de mão) para diagnosticar a esquistossomose intestinal[206] . Para além da PCR, o LAMP é outro diagnóstico molecular disponível para utilização, mas ainda não estava amplamente disponível à escala comercial, em 2019[205] . "A LAMP é um dos diagnósticos moleculares desenvolvidos no início do século XXI como alternativa às técnicas baseadas na PCR, frequentemente mais dispendiosas[205] . A técnica LAMP baseia-se na ADN polimerase e em seis iniciadores concebidos para reconhecer seis outras sequências distintas no ADN alvo. O procedimento também utiliza uma polimerase de deslocamento de cadeia que permite uma amplificação rápida a uma temperatura constante sem necessidade de reciclagem térmica e também envolve a conceção de primers de ensaio[205] . No que diz respeito aos testes serológicos, estes testes são principalmente úteis para o diagnóstico de doentes provenientes de áreas consideradas não endémicas para a esquistossomose, uma vez que seria de esperar um teste de anticorpos negativo nesses casos. Contudo, não são tão úteis para quantificar a carga de ovos nem para diferenciar um episódio de infeção ativa de um episódio de infeção passada de esquistossomose (embora possam ainda ser utilizados durante estudos epidemiológicos). Durante a fase aguda da síndrome de Katayama, os testes de anticorpos são geralmente negativos, embora os testes serológicos se tornem positivos antes da possível deteção de ovos e a seroconversão ocorra geralmente dentro de quatro a oito semanas após o início da infeção por esquistossomose.

Testes de antigénios: No que diz respeito aos testes de antigénio, estes reflectem a infeção ativa, uma vez que medem a resposta do antigénio do parasita (e não dos anticorpos). Os testes de antigénios ainda estão a ser investigados. Os dois antigénios mais promissores associados aos proteoglicanos intestinais que estão a ser estudados são o Antigénio Catódico Circulante (ACC) e o Antigénio Anódico Circulante (AAC), ambos presentes no soro ou na urina[192]. Os seus valores de especificidade e sensibilidade estão atualmente a ser estudados, embora os resultados preliminares baseados em tiras reagentes que utilizam anticorpos monoclonais para detetar antigénios somáticos do esquistossoma na urina tenham mostrado uma sensibilidade de mais de 85%; por conseguinte, é adequado para utilização em estudos de campo[194]. Além disso, os títulos de antigénio estão bem correlacionados com a determinação da intensidade da infeção com a gravidade clínica da esquistossomose e com a contagem de ovos[193]. Uma vez que a perda de antigénios circulantes indica cura, os títulos de antigénios também podem ser utilizados para a avaliação da eficácia após o tratamento. No entanto, prevê-se que as quantidades de antigénios no sangue (antigenemia) diminuam após um tratamento eficaz da esquistossomose, podendo o teste de antigénio tornar-se negativo apenas cinco a dez dias após a terapia da esquistossomose[192].

Estudos imagiológicos: Os estudos imagiológicos são úteis no diagnóstico da esquistossomose. Estes incluem: Ultrassom, raios-X, tomografia computadorizada (TC) e procedimentos de ressonância magnética (MRI)[207].

A ecografia (US) pode detetar nefropatia obstrutiva, obstrução ureteral, adenopatia periportal e doença hepatoesplénica com colaterais periportais. A hipertensão pulmonar e o cor pulmonale, se presentes, podem ser detectados por ecocardiografia (ECHO) e/ou estudos hemodinâmicos[170]. A ecocardiografia também pode mostrar êmbolos de ovo nos vasos sanguíneos pulmonares que ocorrem durante a hipertensão pulmonar. Para avaliar o envolvimento do sistema nervoso central (SNC), urogenital e/ou hepático e quando se suspeita de fibrose periportal, pode ser utilizada a tomografia computorizada (TC) ou a ressonância magnética (RM)[207]. Na radiografia do tórax, em casos de esquistossomose aguda, pode observar-se uma linfadenopatia ligeira, marcação intersticial e aumento generalizado da vascularização. No que diz respeito à esquistossomose urinária, a radiografia simples do abdómen (que pode identificar positivamente calcificações ureterais), a ultrassonografia (que pode mostrar hidroureteres e hidronefrose), a urografia (que pode demonstrar anomalias do ureter e da parede da bexiga) e a pielografia intravenosa (PIV) podem detetar estenoses ureterais. As radiografias do tórax (RX do tórax) podem detetar áreas de calcificação, hipertensão pulmonar e cor pulmonale em infecções crónicas em fases terminais, enquanto que em casos de esquistossomose aguda se apresentam como infiltrados irregulares. A esquistossomose hepática e intestinal pode ser detectada através do esofagograma ou da endoscopia (onde podem ser encontradas evidências de varizes esofágicas)[199] , a ecografia do baço e do fígado pode detetar fases iniciais de fibrose periportal, a tomografia computorizada do fígado pode detetar calcificação no fígado (cápsulas calcificadas e distúrbios dos septos), enquanto os estudos contrastados do intestino podem detetar anomalias da mucosa devidas à esquistossomose. No que diz respeito à esquistossomose pulmonar, a TAC pode também detetar fases iniciais de fibrose intersticial. Uma TAC ou uma RMN da espinal medula e/ou do cérebro pode demonstrar lesões no sistema nervoso central (como edema cerebral) e depósitos de ovos e a consequente formação de granulomas no cone medular e na cauda equina. Os exames de tomografia por emissão de positrões (PET)/CT são também úteis no diagnóstico da esquistossomose (embora em casos raros). Os exames PET podem mostrar claramente a parte do corpo que está a ser investigada para detetar anomalias, produzindo imagens tridimensionais detalhadas do interior do corpo[207] .

3.3.3 Critérios de diagnóstico chineses da esquistossomose

A China elaborou um critério de diagnóstico para a esquistossomose avançada. Este baseia-se na subdivisão da esquistossomose avançada em quatro subtipos clínicos. Estes são (i) Megalosplenia, em que há um aumento do baço, (2) Ascite que é normalmente induzida por hemorragia gastrointestinal superior, esforço e uso de medicação, co-infeção e recaída frequente da doença, (3) Proliferação tumoral do cólon que se apresenta principalmente com diarreia, dor abdominal e episódios alternados de obstipação e diarreia e (4) Nanismo (devido a infecções repetidas por esquistossomas durante a infância, em que sofrem frequentemente de baixa estatura e atraso no desenvolvimento).

De acordo com esta classificação, os tipos de megalosplenia e ascite representam mais de oitenta por cento de todos os casos de esquistossomose avançada. No entanto, o nanismo e a proliferação tumoralóide do cólon são menos frequentemente observados clinicamente devido à eficácia da quimioterapia em massa.

Capítulo Quatro: Gestão da Esquistossomose

4.1 Gestão e tratamento da esquistossomose

4.1.1 Investigações e gestão de apoio

O tratamento preliminar começa por assegurar que o doente está estabilizado, gerindo primeiro as complicações potencialmente fatais. Estas podem incluir a gestão da obstrução gastrointestinal e/ou hemorragia, insuficiência cardíaca, insuficiência renal, complicações do SNC e infecções graves, como bacteriemia, salmonelose, entre outras. Estas complicações podem exigir que o doente seja internado para receber cuidados hospitalares. Também devem ser efectuadas investigações adicionais para excluir outros diferenciais da esquistossomose, como a cisticercose coexistente. **Cuidados cirúrgicos**: Podem também ser necessários cuidados cirúrgicos para remover tumores e/ou granulomas grandes nos pulmões e na bexiga urinária, ligar varizes esofágicas, realizar cirurgias de derivação porta-caval.

4.1.2 Tratamento específico

Tratamento da esquistossomose aguda e da febre de Katayama: O principal objetivo a alcançar durante o tratamento da esquistossomose é curar a doença sempre que possível e evitar que a forma aguda da doença se torne crónica. Todos os indivíduos suspeitos de sofrerem de esquistossomose, independentemente da sua apresentação clínica, devem ser tratados, uma vez que o parasita adulto é capaz de viver no hospedeiro suscetível durante vários anos[216] . O medicamento de eleição para o tratamento da esquistossomose aguda e da febre de Katayama é o Praziquantel (Biltricide)[214] , que é bem tolerado e é relativamente mais económico do que a Oxamniquina (Vansil), que é um medicamento alternativo (segunda escolha)[210,212] .

Tratamento com Praziquantel: O modo de ação do praziquantel é bastante complexo. O medicamento induz alterações ultra-estruturais que aumentam a permeabilidade aos iões de cálcio. Consequentemente, os iões de cálcio acumulam-se no citosol do parasita, provocando contracções musculares e acabando por paralisar os vermes. O tegumento do verme (revestimento mais externo) também é danificado, expondo assim o verme à resposta imunitária que o mata no hospedeiro humano. O Praziquantel tem uma taxa de cura superior a 85%. Mesmo que não se fique curado, o indivíduo tratado obtém uma diminuição da carga de ovos. Antes da introdução do praziquantel (durante a década de 1980), o tartarato de antimónio e potássio era o medicamento de eleição na altura[209]. O praziquantel é tomado por via oral numa dose única anual[215] e é seguro para utilização durante a gravidez[221] e para o tratamento de crianças pequenas[164] e para o tratamento de mães lactantes[218]. É necessária uma segunda dose de praziquantel, administrada várias semanas após a primeira dose, para eliminar todas as fases dos parasitas, incluindo as formas de maturação menos susceptíveis[159]. Para crianças com idade igual ou inferior a quatro anos, a determinação dos benefícios versus riscos do tratamento ainda não foi concluída. Foi registada alguma resistência dos parasitas do esquistossoma ao praziquantel em estudos de campo, embora a resistência esteja bem definida[217,219]. Os efeitos adversos que ocorrem como parte das reacções à morte dos vermes são ligeiros e podem incluir febre, urticária, tonturas, dores de cabeça, náuseas, vómitos, diarreia, desconforto abdominal e fezes com sangue após o início do tratamento. Não foram registados efeitos adversos do praziquantel durante a lactação[222,223]. Para gerir a maioria dos efeitos adversos do praziquantel (especialmente em doentes agudos), são administrados corticosteróides e a dose pode ser repetida em caso de recorrência dos efeitos adversos. Os corticosteróides reduzem a inflamação e também suprimem outras alterações que são causadas pelos parasitas moribundos. Uma vez que os parasitas do esquistossoma são capazes de viver no hospedeiro durante muitos anos, todos os casos suspeitos devem ser tratados independentemente da sua apresentação clínica[216]. O praziquantel também pode reduzir acentuadamente a excreção de ovos pelo doente afetado, em cerca de noventa por cento[220]. A dose eficaz de praziquantel para o tratamento de *S. haematobium, S. mansoni* e *S. intercalatum* é de 40 mg/kg/dia, administrada em duas doses divididas durante um dia. Para a esquistossomose devida a *S. mekongi* e *S. japonicum*, é geralmente eficaz uma dose mais elevada de 60 mg/kg/dia em três doses divididas durante um dia. Para avaliar a cura, a urina pode ser testada para verificar a cura após um a dois meses de medicação. A resposta ao tratamento pode variar consoante a carga de organismos. Em casos de menor carga de organismos, o tratamento pode ser repetido em duas a quatro semanas. **Tratamento da esquistossomose com apresentação neurológica:** O Praziquantel e os glucocorticóides são utilizados para tratar o envolvimento neurológico da esquistossomose. Os corticosteróides reduzem o edema em torno dos ovos presos nos tecidos do corpo e a inflamação associada. A prednisona é normalmente utilizada para este fim (com repetição da dose, se necessário, em caso de recorrência dos efeitos adversos). Os anticonvulsivantes também podem ser necessários nesta fase da doença, mas cada médico deve ter sempre em atenção a co-infeção com cisticercose, uma vez que esta também pode causar convulsões durante as fases de morte dos parasitas cisticercos. **Tratamento da esquistossomose durante a gravidez:** A esquistossomose pode causar baixo peso à nascença na infância, anemia durante a gravidez; por conseguinte, pode potencialmente causar um aumento do risco de mortalidade materna e infantil. A doença também pode provocar uma gravidez ectópica ou um aborto espontâneo. A esquistossomose também pode atravessar a placenta e, por conseguinte, causar infeção congénita[13] . Por conseguinte, a Organização Mundial de Saúde recomenda o praziquantel a mães grávidas e lactantes, a fim de melhorar os resultados fetais e da gravidez e reduzir a carga da doença[224] . É aconselhável fazê-lo durante o primeiro trimestre da gravidez[223] . No entanto, um estudo anterior não revelou um aumento da taxa de nascimentos prematuros, anomalias congénitas ou abortos entre as mulheres grávidas tratadas com praziquantel em comparação com as mulheres não tratadas[221] .

Tratamento com Oxamniquine: No que diz respeito à oxamniquina, o seu modo de ação também é complexo. É metabolizada pelo parasita, transformando-se num éster, que por sua vez danifica o tegumento do parasita, permitindo assim que o sistema imunitário mate o parasita. A oxamniquina também impede que os vermes fêmeas produzam ovos. No entanto, a oxamniquina só é eficaz contra o *S. mansoni*, com uma taxa de cura entre 60% e 90%.

Tratamento com outras combinações de medicamentos: Outros medicamentos que podem ser usados para tratar a esquistossomose incluem metrifonato, artesunato ou mefloquina, em combinação com praziquantel[211,213] . O metrifonato tem-se revelado potencialmente eficaz contra a esquistossomose[211] . Além disso, a combinação de praziquantel e artemeter é letal para a esquistossomose durante as primeiras três semanas de infeção; o artemeter também tem uma ação sinérgica com o praziquantel na morte de esquistossomas adultos[232] . Mais investigação para avaliar a elevada eficácia da mefloquina e do artesunato no tratamento de *S. haematobium*. As pessoas com co-infeção de malária e esquistossomose podem também beneficiar da combinação de mefloquina e artesunato[231] .

4.1.3 Gestão preventiva

4.1.3.1 Métodos de controlo/prevenção da esquistossomose

Numa tentativa de eliminar a esquistossomose como um problema de saúde pública até 2025 ou por volta dessa data, a Organização Mundial de Saúde recomendou a administração em massa de medicamentos contra a esquistossomose durante os esforços de prevenção e/ou campanhas de administração em massa de medicamentos. Isto tem sido bem sucedido no Iémen e na África Subsariana[226,229] . Foi relatada a utilização bem sucedida do artemeter como agente profilático contra a esquistossomose, que é administrado de preferência uma vez em cada duas a quatro semanas[225] . Deve ser ministrada uma educação sanitária adequada para garantir que as populações em risco e as que se encontram em zonas endémicas obtenham um abastecimento de água seguro, melhorem o saneamento da água, evitem o contacto da pele com água doce (incluindo os viajantes para zonas endémicas e as pessoas que vivem em zonas que contêm hospedeiros intermédios de caracóis em zonas endémicas) e evitem o contacto com fezes ou urina contaminadas. Controlo dos caracóis, O tratamento precoce após qualquer exposição de alto risco deve ajudar a minimizar a morbilidade e a mortalidade da esquistossomose[229] . O rastreio de pessoas que apresentem antecedentes sugestivos e que possam ter visitado recentemente áreas conhecidas como endémicas para a esquistossomose deve ser feito utilizando métodos serológicos. As pessoas com serologia positiva devem ser submetidas a um exame de fezes e urina para identificação das espécies de parasitas esquistossomóticos[223] . Isto deve-se ao facto de alguns estudos terem demonstrado uma seropositividade elevada (até 44%) entre os refugiados africanos[228] . Os agentes profilácticos tópicos com formulações lipídicas adequadas de N,N-dietil-m-toluamida (DEET), como o LipoDEET, entre outros, demonstraram ser eficazes na eliminação de insectos e cercárias de esquistossomas que afectam viajantes humanos e animais[227] . A Organização Mundial de Saúde também desenvolveu diretrizes para o tratamento em massa das comunidades que vivem em áreas endémicas, com base no impacto que a esquistossomose tem nas crianças das aldeias afectadas[230] . No que diz respeito a estas diretrizes, quando uma aldeia relata mais de metade (50%) das crianças com hematúria terminal, todos na aldeia recebem tratamento. Quando 20 a 50% das crianças têm hematúria, apenas as crianças em idade escolar são tratadas. Quando menos de 20% das crianças têm hematúria e/ou sintomas relacionados, o tratamento em massa não é implementado[230] .

4.1.3.2 Desafios encontrados durante os esforços de controlo da esquistossomose

Embora os desafios encontrados nas tentativas de controlo da esquistossomose possam variar de um país para outro, alguns desses desafios são semelhantes em todos os países. Para ser eficaz na prevenção da morbilidade, o tratamento para prevenir a doença deve ser repetido ao longo de vários anos[1] . As intervenções comunitárias reforçadas que incluem a gestão dos esgotos, a otimização das áreas de pastagem dos animais, a educação sanitária e a proteção das reservas de água, o controlo das populações de caracóis relativamente à esquistossomose têm tido bastante êxito em algumas regiões diversas onde a doença é endémica, nomeadamente no Egito, na África Subsariana e no Brasil, bem como em partes da China. Na sequência destas intervenções, as taxas de infeção dos seres humanos, dos ratos selvagens e dos caracóis reduziram significativamente o fardo da doença[10,11]. O que é preocupante é que, apesar dos vários esforços de intervenção levados a cabo nos últimos cinquenta anos, aproximadamente, a infeção persistiu na maioria destas áreas. Contudo, alguns países conseguiram erradicar a esquistossomose, nomeadamente o Japão e, em menor grau, as Ilhas Antilhas. A Tunísia conseguiu parar a transmissão, enquanto a Arábia Saudita, Porto Rico, Venezuela e Marrocos também conseguiram reduzir parcialmente a transmissão da esquistossomose.

Apesar dos muitos desafios enfrentados no controlo da esquistossomose, a China preparou um roteiro que, se for bem sucedido, fará com que o país elimine a esquistossomose até 2025[81]. No entanto, antes que a China possa alcançar esse plano ambicioso, ela tem que enfrentar vários desafios ao longo do caminho. Alguns deles incluem o facto de existir um grande número de hospedeiros reservatórios que mais de quarenta espécies de *S. japonicum* podem infetar. Estes incluem: cães, suínos, bovinos, gatos, ovinos e caprinos, ratos, entre outros. A transmissão zoonótica e o desafio de controlar a infeção na maioria destes animais são difíceis de conseguir[100,101,102]. Outro desafio encontrado é o facto de muitas pessoas ganharem a vida através de actividades (como a pesca e a agricultura) que inevitavelmente as fazem entrar em contacto com água suja contaminada por parasitas *S. japonicum*. Este contacto favorece a infeção ou a reinfeção[103]. A intervenção contra este desafio exigiria uma educação sanitária adequada, o acesso a água limpa e a redução da exposição a comportamentos de alto risco (como evitar tomar banho, lavar-se ou nadar em água infetada). Outro desafio enfrentado pela China é o ambiente ecológico altamente complexo e vasto infestado por caracóis[104]. Este facto dificulta o controlo da população de caracóis, uma vez que não só é dispendioso controlá-los, como também é necessário ter em conta a proteção ambiental para garantir a segurança do ambiente contra os produtos químicos tóxicos necessários para matar os caracóis. Um outro desafio que se coloca é a recorrência da infeção em certas áreas[108,138]. Na China, investigações anteriores revelaram a recorrência da esquistossomose em várias das províncias chinesas onde a transmissão tinha sido anteriormente controlada[95,96,98,104]. Verificou-se que alguns doentes previamente curados sofrem de recorrência da forma grave da doença, mesmo sem reinfeção com *S. japonicum*[108]. Uma vez que os bovinos são responsáveis por três quartos (75%) dos reservatórios da esquistossomose[105] , recomenda-se o tratamento em grande escala destes animais. Outro desafio nacional encontrado na China é o aparecimento da esquistossomose avançada, que é a forma mais grave da esquistossomose devida ao *S. japonicum*. Esta forma grave ocorre depois de os ovos do parasita se depositarem nos tecidos do fígado e nos intestinos. Posteriormente, provocam uma resposta granulomatosa que leva à fibrose do tecido periportal (um tipo de fibrose em forma de tubo). Posteriormente, a resposta granulomatosa torna-se menos regulada para minimizar a resposta inflamatória. Os danos no parênquima hepático seguem a obstrução dos vasos portais que também ocorre devido à fibrose periportal induzida pelo ovo. A esquistossomose avançada resultante está também associada a hipertensão portal, cirrose e/ou fibrose hepática, ascite, varizes gastrointestinais e esplenomegalia[106] . Durante a infância, a forma grave da doença pode também estar associada a nanismo (caracterizado por baixa estatura e atraso no desenvolvimento), megalosplénia e ascite. Outras razões incluem a menor atenção dada aos casos avançados de esquistossomose do que aos doentes com a forma aguda ou crónica da doença, que têm um melhor prognóstico, o tempo relativamente longo necessário para a doença progredir para esquistossomose avançada e a possibilidade de suscetibilidade genética de alguns indivíduos à doença[104,106] .

Embora a migração das zonas rurais para as zonas urbanas tenha impulsionado o desenvolvimento económico de muitos países, tem o potencial de propagar a esquistossomose a pessoas anteriormente não infectadas com a doença[97,143] . A dificuldade de tratar e acompanhar as populações em trânsito das zonas rurais para as zonas urbanas, embora estejam em risco de contrair a doença, é também um desafio. Estas incluem principalmente pescadores, operadores de barcos e produtores de arroz, imigrantes de outras áreas, entre outros. Sempre que possível, estas populações de risco devem ser acompanhadas de perto através de exames clínicos regulares, de um diagnóstico precoce e de um tratamento adequado. A sensibilização do público deve também ser efectuada através de uma educação sanitária adequada.

No caso da China, a deslocação das populações constituiu um desafio para a gestão do gado, especialmente daqueles que se sabe serem potenciais reservatórios de parasitas do esquistossoma[142] . Além disso, devido à existência de um sistema ecológico complexo, há uma distribuição persistente de caracóis *O. hupensis* apesar dos esforços intensivos para controlar o vetor[126] . Consequentemente, este facto atrasou os esforços para eliminar a doença na China.

O mesmo se pode aplicar também a outros países. A resistência aos medicamentos disponíveis (principalmente a niclosamida) que tratam a esquistossomose é outro desafio encontrado[125,145] .

O aquecimento global ocasionado pelas alterações climáticas constitui outro desafio, porque se pensa que o aquecimento global favorece a reprodução e a sobrevivência dos caracóis que se encontram em áreas que, anteriormente, não eram propícias à reprodução e sobrevivência dos caracóis[144,146]. Os habitats de caracóis recentemente descobertos (alguns dos quais são maiores do que as áreas já controladas) constituem outro desafio[104,147]. Sabe-se que as modificações ambientais, incluindo a construção de canais e a colocação de cimento para controlar os habitats de caracóis, funcionam em países como o Japão[148] mas isto não funciona na China devido à sua grande dimensão e ao grande número de lagos que possui. A utilização de moluscidas à base de produtos químicos (produtos químicos que podem matar os caracóis) pode ser eficaz em muitos lugares, mas tem o desafio potencial de causar uma degradação ambiental grave[149]. Por conseguinte, alguns países recorreram à utilização de predadores de caracóis (tais como camarões) para controlar a esquistossomose, com base em provas da sua eficácia baseadas na investigação[150].

Outro grande desafio é que, embora tenham sido desenvolvidas muitas vacinas candidatas contra a *S. japonicum*, até agora tem sido difícil obter uma vacina eficaz contra a esquistossomose. Duas das vacinas candidatas (Sm-TSP-2, Sm14 e Sh28GST) avançaram para o nível de ensaios clínicos[151]. Uma vez que a sequenciação do genoma de *S. japonicum* já foi concluída, esperam-se novos progressos no sentido do desenvolvimento de vacinas combinadas ou multivalentes.

Além disso, os medicamentos atualmente utilizados para o tratamento da esquistossomose também têm os seus próprios desafios. O Praziquantel (também conhecido como Biltricide), recomendado pela Organização Mundial de Saúde como o medicamento de eleição para a esquistossomose[152], é conhecido por ter algumas limitações. A resistência ao medicamento foi demonstrada com sucesso contra o *S. mansoni* durante a década de 1990[153]. Foi documentada a ineficácia no alívio dos danos patológicos devidos a granulomas induzidos pela deposição de ovos, conduzindo consequentemente a malignidade e fibrose hepáticas[154] e a ineficácia no tratamento de vermes juvenis, que pode estar associada a taxas de cura fracas e a falhas de tratamento, no Zimbabué, Egito e Camarões[155,156,157]. Embora se tenha verificado que as artemisininas, que tratam a malária, têm alguma eficácia contra as espécies de *Schistosoma*, verificou-se que são menos eficazes contra os parasitas adultos [ao contrário do praziquantel], mas eficazes contra os vermes imaturos[158]. O desafio da reinfeção em zonas altamente endémicas é comum devido a uma proteção imunitária inadequada. Devem ser intensificados os esforços para ultrapassar a resistência aos medicamentos, identificando outros medicamentos eficazes para combinar com o praziquantel, caso se pretenda um controlo eficaz da esquistossomose.

4.2 Perspectivas da investigação sobre a esquistossomose

Embora não existam atualmente vacinas disponíveis para a prevenção da esquistossomose, estão em curso ensaios clínicos com algumas vacinas candidatas. Duas das vacinas candidatas, especialmente contra *S. japonicum*, nomeadamente: Sm-TSP-2 e Sm14 e Sh28GST, avançaram para o nível de ensaios clínicos[151]. Uma vez que a sequenciação do genoma de *S. japonicum* já foi concluída, esperam-se novos progressos no sentido do desenvolvimento de vacinas combinadas ou multivalentes. No entanto, até à data, não se registou qualquer avanço na obtenção de uma vacina eficaz contra a esquistossomose. O artemeter demonstrou ser eficaz na profilaxia contra a doença se for administrado uma vez de duas em duas ou de quatro em quatro semanas[225]. A farmacoterapia com Praziquantel reduz o conteúdo de colagénio do fígado e os níveis sistémicos de OPN em ratos[226]. A investigação demonstrou que uma combinação de mefloquina e artesunato durante o tratamento de *S. haematobium* é altamente eficaz[231,232]. Recomenda-se mais investigação para avaliar esta combinação e outras combinações de medicamentos para co-infecções de esquistossomose e outras doenças. No que diz respeito à monitorização pós-tratamento da esquistossomose, a osteopontina (OPN) é um instrumento com resultados promissores no que diz respeito à monitorização da eficácia do praziquantel e da regressão da fibrose pós-tratamento. Isto deve-se ao facto de estudos em humanos e ratos terem demonstrado que a expressão da OPN é modulada pelos antigénios do ovo de *S. mansoni* e que os níveis de OPN estão correlacionados com a gravidade da hipertensão portal e da fibrose da esquistossomose. Embora geralmente não seja utilizada, verificou-se que a O-metil-treonina é fracamente eficaz contra a esquistossomose que afecta os ratos[162]. Poderá ser necessária mais investigação sobre o potencial deste composto químico para ser utilizado no tratamento da esquistossomose humana.

Referências

1. Organização Mundial de Saúde. Disponível em https//www.who.int/Newsroom/Fact sheets/Detail/Schistosomiasis. 8th janeiro, 2022.

2. Esquistossomose, Ficha Informativa n.º 115; fevereiro de 2010. Organização Mundial de Saúde. Disponível em http://www.who.int/mediacentre/factsheets/fs115/en/.

3. OMS. Disponível em https://www.who.int/news-room/fact-sheets/detail/schistosomiasis.

4. Registo epidemiológico semanal 30 de abril No.18,2010, 85, 157-164. Organização Mundial da Saúde. Disponível em http://www.who.int/wer.

5. Chistulo L, Loverde P, Engels D. Disease Watch: Schistosomiasis. *TDR Nature Reviews Microbiology*. 2004. 2:12.

6. Leder K, Weller P. Epidemiologia; patogénese; e caraterísticas clínicas da esquistossomose. *UpToDate*. 24 de abril de 2009. 1-9.

7. King CH. Toward the elimination of schistosomiasis (Para a eliminação da esquistossomose). *N Engl J Med*. 2009 Jan 8. 360(2):106-9.

8. John R, Ezekiel M, Philbert C, Andrew A. Schistosomiasis transmission at high altitude crater lakes in western Uganda. *BMC Infect Dis*. 2008 Aug 11. 8:110.

9. Kallestrup P, Zinyama R, Gomo E, et al. Schistosomiasis and HIV in rural Zimbabwe: efficacy of treatment of schistosomiasis in individuals with HIV coinfection. *Clin Infect Dis*. 2006 Jun 15. 42(12):1781-9.

10. Wang LD, Guo JG, Wu XH, et al. A nova estratégia da China para bloquear a transmissão *do Schistosoma japonicum*: experiências e impacto para além da esquistossomose. *Trop Med Int Health*. 2009 Dec. 14(12):1475-83.

11. Wang LD, Chen HG, Guo JG, et al. Uma estratégia para controlar a transmissão do *Schistosoma japonicum* na China. *N Engl J Med*. 2009 Jan 8. 360(2):121-8.

12. Mwanakasale V, Siziya S, Mwansa J, Koukounari A, Fenwick A. Impact of iron supplementation on schistosomiasis control in Zambian school children in a highly endemic area. *Malawi Med J*. 2009 Mar. 21(1):12-8.

13. Nawal M. Nour. Schistosomiasis: Efeitos na saúde das mulheres. *Revisões em Obstetrícia e Ginecologia*. 2010. 3:28-32.

14. Situação epidemiológica. OMS. Disponível em http://www.who.int/schistosomiasis/epidemiology/en.

15. Friedman JF, Mital P, Kanzaria HK, Olds GR, Kurtis JD. Schistosomiasis and pregnancy (Esquistossomose e gravidez). *Trends Parasitol*. 2007 Apr. 23(4):159-64.

16. Standley CJ, Mugisha L, Dobson AP, et al. Esquistossomose zoonótica em primatas não humanos: actividades passadas, presentes e futuras na interface homem-vida selvagem em África. J Helminthol. 2012 Jun;86(2):131-140.

17. Bergguist R, Kloos H, Adugna A. Schistosomiasis: paleopathological perspectives and historical notes. In: Jamison B, ed. Schistosoma: biologia, patologia e controlo. Baton Rouge: CRC Press; 2017. p. 8-33.

18. Colley DG, Bustinduy AL, Secor WE, et al. Esquistossomose humana. Lancet. 2014;383:2253-2264.

19. Riccardi N, Nosenzo F, Peraldo F, et al. Aumento da prevalência da esquistossomose genitourinária na Europa na era dos migrantes: já não é negligenciada? PLoS Negl Trop Dis. 2017 Mar 16;11:3.

20. Lai YS, Biedermann P, Ekpo UF, et al. Spatial distribution of schistosomiasis and treatment needs in sub-Saharan Africa: a systematic review and geostatistical analysis. Lancet Infect Dis. 2015 Aug;15(8):927-940.

21. Bilharz T. Fernere Beobachtungen über das die Pfortader des Menschen bewohnende Distomum haematobium und sein Verhältniss zu gewissen pathologischen Bildungen (aus brieflflichen Mittheilungen an Professor v. Siehold vom 29. März 1852). Revista de Zoologia Científica. 1852;4(1):72-76.

22. Farooq,M.Desenvolvimento histórico. In: Epidemiologia e Controlo da Esquistossomose (Bilharzíase). Basileia: Karger; 1973: 1-16.

23. Larrey DJ. *(Haematurie) Mémoires de Chirurgie Militarie et Campagnes*. Paris: Smith; 1812-1817.

24. Bilharz TM.Fernere Beobachtungun uber das die Pfortuader des Menschen bewohnende Distomum haematobium und sein verhaltniss zu gewissen pathologischen Bildungen aus brieflichen Mitheilungen an Professor V. Siebold vom 29 Marz 1852. Ata Tropica 1852; 4:72-76.

25. Ruffer MA. Nota sobre a presença de Bilharzia haematobia em múmias egípcias da dinastia 20th 1220-1000 AC. BMJ 1910: 1: 16.

26. Fujii Y. *Chugai Iji Shimpo*.1847; 691:55 [em japonês].

27. Katsurada F. *Schistosomum japonicum*, um novo parasita do homem que causa uma doença endémica em várias zonas do Japão. Annot Zool Japan 1904; 5: 146 -160.

28. Leiper RT, Atkinson EL. Observations of the spread of Asiatic schistosomiasis (Observações sobre a propagação da esquistossomose asiática). *Chin Med* J 1915; 29: 143 - 149.

29. Miyiairi K, Suzuki M. *Mitte Med Fak Kais Univ Kyushu (Fukuoka)* 1914; 1:187.

30. Miyiairi K, Suzuki M. *Tokyo Iji Shinshi* 1913; 1386:1 [em japonês].

31. Miyagaawa Y. *Mitte Med Fak Univ Tokyo* 1913; 1383: 1 - 3 [em japonês].

32. Logan OT. Três casos de infeção por *Schistosoma japonicum* em indivíduos chineses. *J Trop Med Hyg* 1906; 9: 294 - 296.

33. Wooley PG. A ocorrência de schistosomiasis japonicum vel cattoi nas ilhas Filipinas. *Phippine J* Sci 1906; 1:83 - 90.

34. Brug SL., Tesch JW. Infestações de vermes parasitas em habitantes em torno do Lago Lindoe, Celebes. *Geneeskd T Ned Ind* 1937; 77: 2151 - 2158.

35. Tubangui MA. O hospedeiro intermediário mullusco nas Filipinas do verme sanguíneo oriental Schistosoma japonicum. *Philippine J Sci* 1932; 49:295 - 304.

36. Faust EC, Meleney HE. Studies on schistosomiasis japonica. Com um suplemento sobre os moluscos hospedeiros do verme do sangue humano na China e no Japão, e espécies susceptíveis de serem confundidas com eles, por Nelson Anandale. Am J Hyg (Monogra Ser) 1924; 3: 1 - 139.

37. Katsurada F. *Schistosoma japonicum*, ein neuer menshlicher Parasit durch welchen eine endemisch Krankheit in vershiedenen Genenden Japans versuchtwird. Annot Zool Japan. 1904;5:147-160.

38. Adamson PB. Schistosomiasis in antiquity. Med Hist.1976;20:176-188.

39. Warren KS, Mahmoud AA, Cummings P, et al. Schistosomiasis mansoni in Yemeni in California: duration of infection, presence of disease, therapeutic management. Am J Trop Med Hyg. 1974;23:902-909.

40. Estratégia da OMS para a esquistossomose; Disponível em: http://www.who.int/schistosomiasis/strategy/en/

41. Chabasse D, Bertrand G, Leroux JP, et al. Bilharzíase de desenvolvimento causada por *Schistosoma mansoni* descoberta 37 anos após a infestação. Bull Soc Pathol Exot Filiales. 1985;78:643-647.

42. Bilharz T, Siebold CT. Ein Beitrag zur Helminhographia humana, aus brieflflichen Mitteilungen des Dr. Bilharz in Cairo, nenst Bermerkungen von Prof. C. Th. von Siebold in Breslau. Z Wiss Zool. 1852-1853;4:53-76.

43. Bilharz T. Fernere mittheilungen über Distomum haematobium. Z Wiss Zool. 1853;4:454-456.

44. Tan SY, Ahana A. Theodor Bilharz (1825-1862): descobridor da esquistossomose. Singapore Med J. 2007;48:184-185.

45. Jamieson BGM. Schistosoma: biologia, patologia e controlo. Brisbane (Austrália): CRC Press; 2016.

46. Cobbold TS. Sobre algumas novas formas de Entozoa. Trans Linnean Soc London. 1859;22:363-366.

47. Leiper RT. Relatório sobre os resultados da missão Bilharzia no Egito, 1915. J R Army Med Corps. 1918;30:235-260.

48. Manson P. Report of a Case of Bilharzia from the West Indies (Relatório de um caso de Bilharzia das Índias Ocidentais). Br Med J. 1902;2:1894-1895.

49. Mao SP, Shao BR. Schistosomiasis control in the People's Republic of China (Controlo da esquistossomose na República Popular da China). Am J Trop Med Hyg. 1982;31:92-99.

50. Mao SP, Shao BR. Schistosomiasis control in the people's Republic of China (Controlo da esquistossomose na República Popular da China). Am J Trop Med Hyg. 1982 Jan;31(1):92-99.

51. Fujinami A, Nakamura A. O modo de transmissão da doença de katayama da prefeitura de Hiroshima. Esquistossomose japonesa, o desenvolvimento do verme causador e a doença em animais causada por ele. Hiroshima Iji Geppo. 1909;132:324-341.

52. Gray DJ, McManus DP, Li Y, Williams GM, Bergquist R, Ross AG (2010) Schistosomiasis elimination: lessons from the past guide the future. Lancet Infect Dis 10(10):733-736.

53. Centro Carter (2014) Programa de controlo da esquistossomose.http://www.cartercenter.org/health/schistosomiasis/index.html.

54. OMS (2016) Schistosomiasis. http://www.who. int/mediacentre/factsheets/fs115/en/.

55. Nelson GS, Teesdale C, Highton RB. The role of animals as reservoirs of bilharziasis in Africa (O papel dos animais como reservatórios de bilharziose em África). Bilharziasis: Simpósio da Fundação Ciba; 1962.

56. Anastasiou E, Lorentz KO, Stein GJ, et al. Parasita pré-histórico da esquistossomose encontrado no Médio Oriente. Lancet. 2014;14:553-554.

57. Breasted JH. Ancient records of Egypt, vols. I-IV. Chicago (IL): University of Chicago Press; 1906.

58. Scurlock J, Andersen BR. Diagnoses in Assyrian and Babylonian medicine [Diagnósticos na medicina assíria e babilónica]. Champaign: University of Illinois Press; 2005.

59. Steinmann P, Keiser J, Bos R, et al. Schistosomiasis and water resources development: systematic review, meta-analysis, and estimates of people at risk. Lancet Infect Dis. 2006;6:411-425.

60. Leake CD. The Old Egyptian medical papyri. Lawrence: Universidade do Kansas; 1952.

61. Sarant L. Egito: a vingança do bicho-da-farinha. Nature. 2017;551:S46-47.

62. Zakaria H. Historical study of Schistosoma haematobium and its intermediate host, Bulinus truncatus, in central Iraq. J Fac Med Bagdade. 1959;1:2-10.

63. El Halawani AA. Bilharziasis control as an integral part of rural health services. Bilharzíase: Simpósio da Fundação Ciba; 1962.

64. Matheson CD, David R, Spigelman M, et al. Confirmação molecular de Schistosoma e relação familiar em duas múmias egípcias antigas. Anuário de Estudos de Múmias. 2014;2:39-47.

65. Raoult D, Dutour O, Houhamdi L, et al. Evidência de doenças transmitidas por piolhos em soldados do Grande Exército de Napoleão em Vilnius. J Infect Dis. 2006;193:112-120.

66. Deelder AM, Miller RL, De Jonge N, et al. Deteção do antigénio do esquistossoma em múmias. Lancet. 1990;335:724-725.

67. David AR. The Manchester Museum Mummy Project: multidisciplinary research on ancient Egyptian mummified remains. Manchester: Museu de Manchester; 1979.

68. Ruffffer MA. Nota sobre a presença de "Bilharzia haematobia" em múmias egípcias da vigésima dinastia. BMJ. 1910;1:16.

69. Contis G, David AR. A epidemiologia da Bilharzia no Antigo Egito: 5000 anos de Esquistossomose. Parasitology Today. 1996;6:253-255.

70. Miller RL, Armelagos GJ, Ikram S, et al. Paleoepidemiologia da infeção por Schistosoma em múmias. BMJ. 1992;304:555-556.

71. De Santo N, Aliotta G, Bisaccia C, et al. De Medicina Aegyptiorum de Prospero Alipini (Veneza, Franciscus de Franciscis, 1591). J Nephrol. 2013;26:S117-S123.

72. Alpini P. De Medicina Aegyptiorum Libri IV. Veneza: Franciscum de Franciscis; 1591.

73. Renault AJ. Notice sur l'hématurie qu'éprouvent les Européens dans la haute Egypte et la Nubie. Journal Général De Médecine, De Chirurgie Et De Pharmacie. 1808;17:366-370.

74. Sarant L. Egito: a vingança do bicho-da-farinha. Nature. 2017;551:S46-47.

75. Manson P. ed. Tropical diseases: a manual, new and rev. London: Cassell; 1903.

76. Farooq M. Progress in bilharziasis control. A situação no Egito. WHO Chron. 1967;21:175-184.

77. Lackey, Elizabeth K.; Horrall, Shawn (2021), "Schistosomiasis", StatPearls, Treasure Island (FL): StatPearls Publishing, PMID 32119321, recuperado em 2021-11-02

78. Berry A, Fillaux J, Martin-Blondel G, et al. Evidência de uma presença permanente de esquistossomose na Córsega, França, 2015. Euro Surveill. 2016;21:1.

79. Lan-Gui Song et al. (2016). (Revisão) História da epidemiologia da esquistossomose, situação atual e desafios na China: no caminho para a eliminação da esquistossomose Parasitol Res (2016) 115:4071-4081.DOI 10.1007/s00436-016-5253-5.

80. OMS (2016) Schistosomiasis. http://www.who. int/mediacentre/factsheets/fs115/en/.

81. Xu J, Yu Q, Tchuente LA, Bergquist R, Sacko M, Utzinger J et al (2016). Reforçar a colaboração entre a China e os países africanos para o controlo da esquistossomose. Lancet Infect Dis 16(3):376-383.

82. Utzinger J, Zhou XN, Chen MG, Bergquist R (2005) Conquering schistosomiasis in China: the long march. Ata Trop 96(2-3):69-96.

83. Lan-Gui Song et al., 2016. (Revisão). História da epidemiologia da esquistossomose, situação atual e desafios na China: a caminho da eliminação da esquistossomose. Parasitol Res (2016) 115:4071-4081. DOI 10.1007/s00436-016-5253-5.

84. Chen MG, Feng Z (1999). Schistosomiasis control in China. Parasitol Int 48(1):11-19.

85. Mao SP, Shao BR (1982) Schistosomiasis control in the People's Republic of China (Controlo da esquistossomose na República Popular da China). Am J Trop Med Hyg 31(1):92-99.

86. Logan OT (1905) Um caso de disenteria na província de Hunan, causada pelo Trematoda, Schistosomum japonicum. Chin Med Missionnary J 19: 243-245.

87. Tootell GT (1924) Um inquérito preliminar sobre a infeção por esquistossomose na região de Changteh. Chin Med J 38:270-274

88. Zhou XN, Wang LY, Chen MG, Wu XH, Jiang QW, Zheng J et al (2005).A importância para a saúde pública e o controlo da esquistossomose na China - antes e agora. Ata Trop 96(2-3):97-105.

89. Faust EC, Meleney HE (1924) Studies on schistosomiasis japonica. Am J Hyg 3:331-339.

90. Guo JG, Zheng J (2000) Schistosomiasis epidemic and control in China. Chin J Dis Control Prev 4(4):289-293 (em chinês).

91. Ross AG, Sleigh AC, Li Y, Davis GM, Jiang Z, Feng Z et al (2001). Schistosomiasis in the People's Republic of China: prospects and challenges for the 21st century. Clin Microbiol Rev 14(2):270-295.

92. Zhou XN, Guo JG, Wu XH, Jiang QW, Zheng J, Dang H et al (2007). Epidemiologia da esquistossomose na República Popular da China, 2004. Emerg Infect Dis 13(10):1470-1476.

93. Zou L, Ruan S (2015). Transmissão e controlo da esquistossomose na China. Ata Trop 143:51-57.

94. Mao SP, Shao BR (1982) Schistosomiasis control in the People's Republic of China (Controlo da esquistossomose na República Popular da China). Am J Trop Med Hyg 31(1):92-99.

95. HFPCJ (Comissão de Saúde e Planeamento Familiar da Província de Jiangxi, República Popular da China) (2015) A Província de Jiangxi alcançou o controlo da transmissão da esquistossomose. http://www.jxwst.gov. cn/wsyw/201504/t20150415_364662.htm.

96. HFPCA (Comissão de Saúde e Planeamento Familiar da Província de Anhui, República Popular da China) (2015) A Província de Anhui alcançou o controlo da transmissão da esquistossomose. http://www.ahwjw.gov. cn/dbfzc/gzdt/201504/1f689197fc154b598e74fc690d34e682.html.

97. Zhou YB, Liang S, Jiang QW (2012) Factores que afectam o progresso no sentido da eliminação da transmissão da esquistossomose japonesa na China. Parasit Vectors 5:275.

98. HFPCH (Comissão de Saúde e Planeamento Familiar da Província de Hunan, República Popular da China) (2015) A Província de Hunan alcançou o controlo da transmissão da esquistossomose. http://www.hunanwst.gov. cn/gzdt/jswsyw/201512/t20151230_47122.html.

99. Wang W, Dai JR, Liang YS (2014) Apropos: factores que afectam o progresso no sentido da eliminação da transmissão da esquistossomose japonica na China. Parasit Vectors 7:408.

100. He YX, Salafsky B, Ramaswamy K (2001) Host-parasite relationships of Schistosoma japonicum in mammalian hosts. Trends Parasitol 17(7):320-324.

101. McManus DP, Gray DJ, Ross AG, Williams GM, He HB, Li YS (2011) Investigação sobre a esquistossomose na região do Lago Dongting e o seu impacto no tratamento e controlo locais e nacionais na China. PLoS Negl Trop Dis 5(8):e1053.

102. McManus DP, Gray DJ, Li Y, Feng Z, Williams GM, Stewart D et al (2010) Schistosomiasis in the People's Republic of China: the era of the Three Gorges Dam. Clin Microbiol Rev 23(2):442-466.

103. OMS (2016) Schistosomiasis. http://www.who.int/mediacentre/factsheets/fs115/en/.

104. Lei ZL, Zhang LJ, Xu ZM, Dang H, Xu J, Lv S et al (2015) Situação endémica da esquistossomose na República Popular da China em 2014. Chin J Schisto Control 27(6):563-569 (em chinês).

105. Williams GM, Sleigh AC, Li Y, Feng Z, Davis GM, Chen H et al (2002) Mathematical modelling of schistosomiasis japonica: comparison of control strategies in the People's Republic of China. Ata Trop 82(2):253-262.

106. Colley DG, Bustinduy AL, Secor WE, King CH (2014) Esquistossomose humana. Lancet 383(9936).2253-2264.

107. Lewis FA, Tucker MS (2014) Schistosomiasis. Adv Exp Med Biol 766:47-75.

108. Hua H, Yin A, Xu M, Zhou Z, You L, Guo H (2015) A esquistossomose avançada reapareceu depois de curada, parecendo estar curada há mais de 20 anos e sem história conhecida de reexposição ao Schistosoma japonicum. Parasitol Res 114(9):3535-3538.

109. OMS (2008) Nigéria. http://www.who.int/neglected_ diseases/preventive_chemotherapy/databank/CP_2008_Nigeria. pdf?ua=1.

110. OMS (2010a) República Unida da Tanzânia (a). http://www.who. int/neglected_diseases/preventive_chemotherapy/databank/CP_2008_ UR_Tanzania.pdf?ua=1.

111. OMS (2010b) Congo (the) http://www.who.int/neglected_ diseases/preventive_chemotherapy/databank/CP_Congo.pdf?ua=1.

112. Xu J, Yu Q, Tchuente LA, Bergquist R, Sacko M, Utzinger J et al (2016). Reforçar a colaboração entre a China e os países africanos para o controlo da esquistossomose. Lancet Infect Dis 16(3):376-383.

113. Meier-Brook C (1974) Um caracol hospedeiro intermediário de Schistosoma mansoni introduzido em Hong Kong. Bull World Health Organ 51(6):661.

114. Liu YY, Wang YX, Zhang WZ (1982) A descoberta de Biomphalaria straminea (Dunker), um hospedeiro intermediário de Schistosoma mansoni, na China. Ata Zootaxonomica Sin 7:256 (em chinês).

115. Huang SY, Zhang QM, Li XH, Deng ZH (2014) Distribuição e riscos de transmissão de esquistossomose de Biomphalaria straminea no interior da China. Chin J Schisto Control 26(3):235-237 (em chinês).

116. Lu P, Wang W, Dai J, Liang Y (2014) Esquistossomose africana importada: é um problema de saúde pública emergente na China? J Travel Med 21(1):72-73 (em chinês).

117. Zhou HJ (2014) As condições de vida dos chineses ultramarinos em África e a sua relação com as etnias locais. Southeast Asian Stud 01:79-84 (em chinês).

118. Jin LQ, Yi SH, Liu Z, Chang XH, Na WL, Wang PX (1992b) Um caso de esquistossomose hematóbia. J Pathogen Biol 5:III (em chinês).

119. Wu ZT, XJ E, Wang AX (1988) Schistosomiasis haematobia (relato de 22 casos). Ata Acad Med Sine 10(4):306-307 (em chinês).

120. Hao XH (1992) 2 casos de esquistossomose hematóbia importada em trabalhadores migrantes regressados. Chin J Frontier Health Quarantine 13(6):340-341 (em chinês).

121. Qian GY, Li YZ, Xu GQ (2005) Observação quantitativa de ovos de Schistosoma haematobium em amostras de urina tratadas com praziquantel. Chin J Schisto Control 17(6):466-467 (487, em chinês).

122. Gao JX, Yao Y, Zhao YY, Zhang JY (2015) Um caso de esquistossomose hematóbica importada registado pela primeira vez na cidade de Linyi, província de Shandong. Int J Med Parasit Dis 42(5):294-301 (em chinês).

123. Lei JC, Liu ZX, Huang YX (2007) Um caso importado de infeção por Schistosoma haematobium em Angola. Chin J Parasitol Parasitic Dis 25(1):I (em chinês).

124. Chai ZW, Xu QH, Xu CM (2014) Esquistossomose hematóbia diagnosticada erroneamente como infeção do trato urinário: relato de um caso. Chin J Schisto Control 26(1):I (em chinês)

125. Jiang DZ, Li HM (2015) Mecanismo moluscicida da utilização combinada de extrato de Glycyrrhiza uralensis e niclosamida. Chin J Schisto Control 27(6):608-611

126. Zheng Q, Vanderslott S, Jiang B et al (2013) Lacunas de investigação para três principais doenças tropicais na República Popular da China. Infect Dis Poverty 2(1):15.

127. Lu QS, Xu ZB (1980) Resumo de 15 casos de esquistossomose hematóbica. J Peking Univ Health Sci 22(3):215-216 (em chinês).

128. Huang LS (1992) Schistosomiasis haematobia in returned migrant workers (report of 21 cases). Chin J Schisto Control 3(6):355 (em chinês).

129. Zou Y, Qi ZQ, Feng ML, Wang F, Li W, Su SG et al (2011) Análise clínica de infecções importadas por Schistosoma mansoni: relato de dois casos e revisão da literatura. Chin Trop Med 11(2):250-252 (em chinês).

130. Xu ZP, Chen MG, Wang H, Song GY, Chen RY, Yu SH et al (1979) Um estudo clínico de 67 casos de esquistossomose mansónica. Ata Acad Med Sin 1(2):127-130 (em chinês)

131. Feng B, Liu YL, Han XZ (1984) 2 relatos de casos de esquistossomose hematóbia. Shanxi Med J 13(2):38-39 (em chinês)

132. Liu J, Gan SB (2001) Observação do acompanhamento a longo prazo de pacientes com esquistossomose mansónica. Chin J Zoonoses 17(2):69 (em chinês).

133. Zeng TY, Cai YH (1991) Relato de um caso de esquistossomose urinária haematobia. Railway Med J 28(6):382-383 (395, em chinês).

134. Jiang ZH, Tang WQ, Lin Y, Yang YC (2015) Primeiro relatório de um caso importado de esquistossomose hematóbia na Região Autónoma de Guangxi Zhuang. Chin J Schisto Control 27(5):560-561 (em chinês)

135. Xie HG, Lin CX, Jiang DW (2013) Um caso de esquistossomose hematóbica importada registado pela primeira vez na província de Fujian. Chin J Schisto Control 25(3):329 (em chinês).

136. Yi P, Yuan LP, Wang ZH (2011) Estudo retrospetivo de 184 pacientes infectados com Schistosoma haematobium de países africanos. Chin J Schisto Control 23(4):441-442 (em chinês).

137. Chen XY, Jiang QW, Zhao GM, Hao Y, Wang LY, Zheng J (2001) Situação endémica da esquistossomose na República Popular da China em 2000. Chin J Schisto Control 13(3):129-131 (em chinês).

138. Mao YH, Hu WC, Tu J, Chen FJ, Wang RF, Ning A et al (2012).Quimioterapia avançada da esquistossomose e assistência no condado de Xinjian, 2005-2009. Chin J Schisto Control 24(02):203-204 (em chinês).

139. Song L, Wu X, Ren J, Gao Z, Xu Y, Xie H, Li D, Gong Z, Hu F, Liu H et al (2016) Avaliação do efeito do programa de tratamento e assistência em pacientes avançados com esquistossomose japonesa na China de 2009 a 2014. Parasitol Res. doi:10.1007/s00436-016-5207-y.

140. OMS (2014) A OMS assina um Memorando de Entendimento com a China e Zanzibar para colaboração na eliminação da esquistossomose em Zanzibar. http://www.who.int/neglected_diseases/schistosomiasis_ china_zanzibar/en/.

141. Hipgrave D (2011) Communicable disease control in China: from Mao to now. J Glob Health 1(2):224-238.

142. Kloos H, Correa-Oliveira R, dos Reis DC, Rodrigues EW, Monteiro LA, Gazzinelli A (2010) O papel dos movimentos populacionais na epidemiologia e controle da esquistossomose no Brasil: uma tipologia preliminar de movimentos populacionais. Mem Inst Oswaldo Cruz 105(4): 578-586

143. Alirol E, Getaz L, Stoll B, Chappuis F, Loutan L (2011) Urbanização e doenças infecciosas num mundo globalizado. Lancet Infect Dis 11(2): 131-141

144. McCreesh N, Booth M (2013) Challenges in predicting the effects of climate change on Schistosoma mansoni and Schistosoma haematobium transmission potential (Desafios na previsão dos efeitos das alterações climáticas no potencial de transmissão do Schistosoma mansoni e do Schistosoma haematobium). Trends Parasitol 29(11):548-555

145. Comité de Peritos da OMS (2002) Prevention and control of schistosomiasis and soil-transmitted helminthiasis. World Health Organ Tech Rep Ser 912:7-17.

146. Mas-Coma S, Valero MA, Bargues MD (2009) Climate change effects on trematodiases, with emphasis on zoonotic fascioliasis and schistosomiasis. Vet Parasitol 163(4):264-280.

147. Wang W, Dai JR, Liang YS (2014) Apropos: factores que afectam o progresso no sentido da eliminação da transmissão da esquistossomose japonesa na China. Parasit Vectors 7:408.

148. Minai M, Hosaka Y, Ohta N (2003) Historical view of schistosomiasis japonica in Japan: implementation and evaluation of disease-control strategies in Yamanashi Prefecture. Parasitol Int 52(4):321-326.

149. Yang GJ, Li W, Sun LP, Wu F, Yang K, Huang YX et al (2010).Eficácia moluscicida de diferentes formulações de niclosamida: resultado de uma meta-análise da literatura chinesa. Parasit Vectors 3:84.

150. Sokolow SH, Huttinger E, Jouanard N, Hsieh MH, Lafferty KD, Kuris AM et al (2015) Redução da transmissão da esquistossomose humana após a restauração de um camarão de rio nativo que se alimenta do caracol hospedeiro intermediário. Proc Natl Acad Sci U S A 112(31):9650-9655.

151. Merrifield M, Hotez PJ, Beaumier CM, Gillespie P, Strych U, Hayward T, Bottazzi ME (2016) Avanço de uma vacina para prevenir a esquistossomose humana. Vacina 34 (26):2988-2991. doi:10.1016/j. vaccine.2016.03.079.

152. OMS (2013) Schistosomiasis: control and preventive chemotherapy. http://www.who.int/schistosomiasis/strategy/en.

153. Fallon PG, Doenhoff MJ (1994) Esquistossomose resistente aos medicamentos: a resistência ao praziquantel e à oxamniquina induzida no Schistosoma mansoni em ratinhos é específica dos medicamentos. Am J Trop Med Hyg 51(1):83-88.

154. Song LG, Wu ZD (2015) Patologia e patogénese da fibrose hepática induzida por Schistosoma japonicum. Chin J Schisto Control 27(2): 213-216 (220, em chinês).

155. Tchuenté L-AT, Shaw DJ, Polla L, Cioli D, Vercruysse J (2004) Eficácia do praziquantel contra a infeção por Schistosoma haematobium em crianças. Am J Trop Med Hyg 71:778-782.

156. Barakat R, El Morshedy H (2011) Eficácia de dois tratamentos com praziquantel em crianças do ensino primário numa zona de elevada endemicidade de Schistosoma mansoni, Delta do Nilo, Egito. Parasitologia 138:440-446.

157. Midzi N, Sangweme D, Zinyowera S, Mapingure MP, Brouwer KC, Kumar N, Mutapi F, Woelk G, Mduluza T (2008) Eficácia e efeitos secundários do tratamento com praziquantel contra a infeção por Schistosoma haematobium em crianças do ensino primário no Zimbabué. Trans R Soc Trop Med Hyg 102:759-766.

158. Doenhoff MJ, Cioli D, Utzinger J (2008) Praziquantel: mecanismos de ação, resistência e novos derivados para a esquistossomose. Curr Opin Infect Dis 21(6):659-667.

159. Gray DJ, Ross AG, Li YS, McManus DP (maio de 2011). "Diagnóstico e tratamento da esquistossomose". BMJ. 342: d2651. doi:10.1136/bmj.d2651.

160. Campbell, William C. (2016-02-15). "Lições da história da ivermectina e de outros agentes antiparasitários". Revisão Anual de Biociências Animais. AnnuaRevisões Anuais. 4 (1): 1-14. doi:10.1146/annurev-animal-021815-111209. ISSN 2165-8102.

161. https://en.wikipedia.org/wiki/file:03_Hegasy_Schistosomiasis_wiki_EN_CCBYSA.png

162. "Aspectos clínicos". Universidade de Tsukuba Faculdade de Medicina da Universidade de Tsukuba. Arquivado do original em 23 de maio de 2001. Recuperado em 14 de junho de 2007.

163. Siqueira, Lidiany da Paixão; Fontes, Danilo Augusto Ferreira; Aguilera, Cindy Siqueira Britto; Timóteo, Taysa Renata Ribeiro; Ângelos, Matheus Alves; Silva, Laysa Creusa Paes Barreto Barros; de Melo, Camila Gomes; Rolim, Larissa Araújo; da Silva, Rosali Maria Ferreira; Neto, Pedro José Rolim (dezembro de 2017). "Esquistossomose: Drogas utilizadas e estratégias de tratamento". Ata Tropica. 176: 179-187. doi:10.1016/j.actatropica.2017.08.002. PMID 28803725.

164. Lackey, Elizabeth K.; Horrall, Shawn (2021), "Schistosomiasis", StatPearls, Treasure Island (FL): StatPearls Publishing, PMID 32119321.

165. Este artigo incorpora material do domínio público do documento dos Centros de Controlo e Prevenção de Doenças: Saúde Global - Divisão de Doenças Parasitárias e Malária. "Infeção por esquistossomose: Diagnóstico.

166. Argemi X, Camuset G, Abou-Bakar A, et al. Relato de caso: perfuração rectal causada por Schistosoma haematobium. Am J Trop Med Hyg. 2009 Feb. 80(2):179-81.

167. Terada T. Schistosomal appendicitis: incidência no Japão e relato de um caso. World J Gastroenterol. 2009 Apr 7. 15(13):1648-9.

168. Badmos KB, Komolafe AO, Rotimi O. Schistosomiasis presenting as acute appendicitis. East Afr Med J. 2006 Oct. 83(10):528-32. .

169. Nmorsi O, Ukwandu N, Egwungenya O, Obhiemi N. Evaluation of CD4(+)/CD8(+) status and urinary tract infections associated with urinary schistosomiasis among some rural Nigerians. Afr Health Sci. 2005 Jun. 5(2):126-30.

170. Lapa M, Dias B, Jardim C, Fernandes CJ, Dourado PM, Figueiredo M. Manifestações cardiopulmonares da esquistossomose hepatoesplênica. Circulation. 2009 Mar 24. 119(11):1518-23.

171. Coutinho HM, Acosta LP, Wu HW, et al. As citocinas Th2 estão associadas à fibrose hepática persistente na infeção humana por Schistosoma japonicum. J Infect Dis. 2007 Jan 15. 195(2):288-95.

172. Ross AG, Vickers D, Olds GR, Shah SM, McManus DP. Síndrome de Katayama. Lancet Infect Dis. 2007 Mar. 7(3):218-24.

173. "Schistosomiasis Fact sheet N°115". Organização Mundial de Saúde. 3 de fevereiro de 2014. Arquivado do original em 12 de março de 2014.

174. Ross AG, Sleigh AC, Li Y, Davis GM, Williams GM, Jiang Z, et al. (abril de 2001). "Esquistossomose na República Popular da China: perspectivas e desafios para o século XXI". Clinical Microbiology Reviews. 14 (2): 270-95. doi:10.1128/CMR.14.2.270-295.2001.

175. Cohen, Jon; Powderly, William; Opal, Steven (2017-01-01), Cohen, Jonathan; Powderly, William G.; Opal, Steven M. (eds.), "Prefácio à Quarta Edição", Infectious Diseases (Fourth Edition), Elsevier, pp. xiv, doi:10.1016/b978-0-7020-6285-8.00276-8, ISBN 978-0-7020-6285-8, S2CID 185460553.

176. Kjetland EF, Mduluza T, Ndhlovu PD, Gomo E, Gwanzura L, Midzi N. Esquistossomose genital nas mulheres: um estudo clínico in vivo de 12 meses após tratamento com praziquantel. Trans R Soc Trop Med Hyg. 2006 Aug. 100(8):740-52.

177. Mbabazi PS, Andan O, Fitzgerald DW, Chitsulo L, Engels D, Downs JA. Examinar a relação entre a esquistossomose urogenital e a infeção pelo VIH. PLoS Negl Trop Dis. 2011 Dec. 5 (12):e1396.

178. Organização Mundial de Saúde. "Esquistossomose". Arquivado do original em 19 de novembro de 2016.

179. Wan H, Lei D, Mao Q. Esquistossomose cerebelar: relato de um caso com análise clínica. Korean J Parasitol. 2009 Mar. 47(1):53-6.

180. Fowler R, Lee C, Keystone JS. O Papel dos Corticosteróides no Tratamento da Esquistossomose Cerebral Causada pelo Schistosoma mansoni: Relato de caso e discussão. Am J Trop Med Hyg. 1999. 6(1):47-50.

181. Rosenthal, Philip J. (2021), Papadakis, Maxine A.; McPhee, Stephen J.; Rabow, Michael W. (eds.), "Schistosomiasis (Bilharziasis)", Current Medical Diagnosis & Treatment 2021, Nova Iorque, NY: McGraw-Hill Education, recuperado em 2021-11-01

182. Ross AG, Bartley PB, Sleigh AC, Olds GR, Li Y, Williams GM, McManus DP (abril de 2002). "Esquistossomose" (PDF). The New England Journal of Medicine. 346 (16): 1212-20. doi:10.1056/NEJMra012396. PMID 11961151.

183. Santos, Lúcio Lara; Santos, Júlio; Gouveia, Maria João; Bernardo, Carina; Lopes, Carlos; Rinaldi, Gabriel; Brindley, Paul J.; Costa, José M. Correia da (janeiro de 2021). "Esquistossomose urogenital - história, patogênese e câncer de bexiga". Jornal de Medicina Clínica. 10 (2): 205. doi:10.3390/jcm10020205.

184. Yegorov S, Joag V, Galiwango RM, Good SV, Okech B, Kaul R (2019). "Impacto das infecções endémicas na suscetibilidade ao VIH na África Subsariana". Doenças Tropicais, Medicina de Viagem e Vacinas. 5: 22. doi:10.1186/s40794-019-0097-5. PMC 6884859. PMID 31798936.

185. Lier T, Simonsen GS, Haaheim H, Hjelmevoll SO, Vennervald BJ, Johansen MV. Novo PCr em tempo real para a deteção de Schistosoma japonicum nas fezes. *Southeast Asian J Trop Med Public Health*. 2006 Mar. 37(2):257-64.

186. Sandoval N, Siles-Lucas M, Pérez-Arellano JL, Carranza C, Puente S, López-Abán J. Uma nova abordagem baseada na PCR para a amplificação específica de ADN de diferentes espécies de Schistosoma aplicável a amostras de urina humana. *Parasitology*. 2006 Nov. 133(Pt 5):581-7.

187. King C, Mahmouud AA. Schistosomiasis. In: Doenças Infecciosas Tropicais. Guerrant R, Walker DH, Weller PF. *Principles, Pathogens and Practice,*. Philadelphia: Churchill Livingstone; 1999. Vol 2: 1031.

188. Peters P, Kazura JW. Atualização dos métodos de diagnóstico da esquistossomose. *Baillere's Clinical Tropical Medicine and Communicable Diseases*. 1987. 2:

189. Midzi N, Butterworth AE, Mdluza T,et al. Utilização de tiras de antigénio catódico circulante para o diagnóstico da esquistossomose urinária. *Trans T Soc Trop Med Hyg*. 2009. 103:45.

190. Sulahian A, Garin YJ, Izri A, Verret C, Delaunay P, van Gool T, et al. Desenvolvimento e avaliação de um kit Western blot para o diagnóstico da esquistossomose. *Clin Diagn Lab Immunol*. 2005 Apr. 12(4):548-51.

191. Al-Sherbiny MM, Osman AM, Hancock K, et al. Aplicação de ensaios de imunodiagnóstico: deteção de anticorpos e antigénios circulantes na esquistossomose humana e correlação com achados clínicos. *Am J Trop Med Hyg*. 1999 Jun. 60(6):960-6.

192. van Lieshout L, Polderman AM, Deelder AM. Imunodiagnóstico da esquistossomose através da determinação dos antigénios circulantes CAA e CCA, em particular em indivíduos com infecções recentes ou ligeiras. *Ata Trop*. 2000 Oct 23. 77(1):69-80.

193. Caffrey CR. Chemotherapy of schistosomiasis: present and future (Quimioterapia da esquistossomose: presente e futuro). *Curr Opin Chem Biol*. 2007 Aug. 11(4):433-9.

194. ten Hove RJ, Verweij JJ, Vereecken K, et al. Multiplex real-time PCR for the detection and quantification of Schistosoma mansoni and Schistosoma hematobium infection in stool samples collected in northern Senegal. *Trans R Soc Trop Med Hyg*. 2008. 102:179.

195. Ferrari TC. Esquistossomose medular. Relato de 2 casos e revisão com ênfase nos aspectos clínicos. *Medicina (Baltimore)*. 1999. 78:176.

196. Shimazu C, Pien FD, Parnell D. Diagnóstico broncoscópico de Schistosoma japonicum num doente com hemoptise. *Respir Med*. 1991 Jul. 85(4):331-2.

197. Harries AD, Fryatt R, Walker J, Chiodini PL, Bryceson AD. Schistosomiasis in expatriates returning to Britain from the tropics: a controlled study. *Lancet*. 1986 Jan 11. 1(8472):86-8.

198. Schaberg T, Rahn W, Racz P, Lode H. Esquistossomose pulmonar semelhante a tuberculose pulmonar aguda. *E Respir J*. 1991. 4:1023.

199. Gryseels B, Polman K, Clerinx J, Kestens L. Human schistosomiasis. *Lancet*. 2006 Sep 23. 368(9541):1106-18.

200. Stothard JR, Kabatereine NB, Tukahebwa EM, Kazibwe F, Mathieson W, Webster JP, Fenwick A (novembro de 2005). "Avaliação no terreno do microscópio de mão Meade Readiview para o diagnóstico da esquistossomose intestinal em crianças em idade escolar do Uganda". The American Journal of Tropical Medicine and Hygiene. 73 (5): 949-55. doi:10.4269/ajtmh.2005.73.949. PMID 16282310.

201. Ochodo EA, Gopalakrishna G, Spek B, Reitsma JB, van Lieshout L, Polman K, et al. (Grupo de Doenças Infecciosas da Cochrane) (março de 2015). "Testes de antigénio circulante e tiras reagentes de urina para o diagnóstico de esquistossomose ativa em áreas endémicas". A Base de Dados Cochrane de Revisões Sistemáticas (3): CD009579. doi:10.1002/14651858.CD009579.pub2. PMC 4455231. PMID 25758180.

202. Utzinger J, Becker SL, van Lieshout L, van Dam GJ, Knopp S (junho de 2015). "Novas ferramentas de diagnóstico na esquistossomose". Microbiologia Clínica e Infeção. 21 (6): 529-42. doi:10.1016/j.cmi.2015.03.014. PMID 25843503.

203. Régis Silva Anécimo, Karina A. A. Tonani, Brisa Maria Fregonesi, Ana Paula Mariano, Marinês D. B. Ferrassino, Tânia M. B. Trevilato, Roberta Braga Rodrigues, Susana I. Segura-Muñoz, "Adaptação do Método de Ritchie para Diagnóstico de Parasitas com Minimização de Produtos Químicos", *Interdisciplinary Perspectives on Infectious Diseases*, vol. 2012, Article ID 409757, 5 pages, 2012. https://doi.org/10.1155/2012/409757.

204. Cimini, Andrea; Ricci, Maria; Gigliotti, Paola Elda; Pugliese, Luca; Chiaravalloti, Agostino; Danieli, Roberta; Schillaci, Orazio (agosto de 2021). "Imagens médicas no diagnóstico da esquistossomose: Uma Revisão". Patogénicos. 10 (8): 1058. doi:10.3390/pathogens10081058. PMC 8401107. PMID 34451522.

205. García-Bernalt Diego J, Fernández-Soto P, Febrer-Sendra B, Crego-Vicente B, Muro A. Loop-Mediated Isothermal Amplification in Schistosomiasis. J Clin Med. 2021 Feb 1;10(3):511. doi: 10.3390/jcm10030511. PMID: 33535489; PMCID: PMC7867102.

206. Mutro Nigo M, Salieb-Beugelaar GB, Battegay M, Odermatt P, Hunziker P (2019-12-19). "Esquistossomose: de ensaios. Nanomedicina de precisão. 3: 439-458. doi:10.33218/prnano3(1).191205.1.

207. "Esquistossomose - Prevenção e controlo". Centros de Controlo e Prevenção de Doenças. 7 de novembro de 2012. Arquivado do original em 3 de agosto de 2017.

208. Droz J.(2015). Hemato-Oncologia Tropical. Springer. p. vii. ISBN 9783319182575. Theodor Bilhharz (que descobriu a esquistossomose no Egito), e Pirajá da Silva (que estabeleceu o seu ciclo de vida).

209. 69. Oliveira G, Rodrigues NB, Romanha AJ, Bahia D (2004). "Genoma e Genómica dos Esquistossomas". Canadian Journal of Zoology. 82 (2): 375-90. doi:10.1139/Z03-220.

210. 62. "Item de notícias da OMS TDR, 4 de dezembro de 2014, dose de Praziquantel confirmada para esquistossomose". Arquivado do original em 13 de setembro de 2016.

211. 68. Pereira, Thiago A.; Vaz De Melo Trindade, Guilherme; Trindade Santos, Elisangela; Pereira, Fausto E.L.; Souza, Márcia Maria de (2021-01-23). "A farmacoterapia com Praziquantel reduz os níveis sistêmicos de osteopontina e o conteúdo de colágeno hepático na esquistossomose mansônica murina". International Journal for Parasitology. 51 (6): 437-440. doi:10.1016/j.ijpara.2020.11.002. ISSN 0020-7519. PMID 33493521. S2CID 231711719.

212. Brinkmann UK, Werler C, Traoré M, Doumbia S, Diarra A (junho de 1988). "Experiências com quimioterapia em massa no controlo da esquistossomose no Mali". Medicina Tropical e Parasitologia. 39 (2): 167-74. PMID 3140359.

213. Walker MD (agosto de 2018). "Etimologia: Antimónio". Emergência Infect. Dis. 24 (8): 1601. doi:10.3201/eid2408.et2408. citando texto de domínio público, publicado pelo CDC

214. O Centro Carter. "Como é que a esquistossomose é tratada?". Arquivado do original em 25 de fevereiro de 2008.

215. Xiao SH (novembro de 2013). "Mefloquina, um novo tipo de composto contra esquistossomos e outros helmintos em estudos experimentais". Pesquisa em Parasitologia. 112 (11): 3723-40. doi:10.1007/s00436-013-3559-0. PMID 23979493. S2CID 16689743.

216. Kramer CV, Zhang F, Sinclair D, Olliaro PL (agosto de 2014). "Medicamentos para o tratamento da esquistossomose urinária". A Base de Dados Cochrane de Revisões Sistemáticas. 8 (8): CD000053. doi:10.1002/14651858.CD000053.pub3. PMC 4447116. PMID 25099517.

217. Ismail M, Metwally A, Farghaly A, Bruce J, Tao LF, Bennett JL. Characterization of isolates of Schistosoma mansoni from Egyptian villagers that tolerate high doses of praziquantel (Caracterização de isolados de Schistosoma mansoni de aldeões egípcios que toleram doses elevadas de praziquantel). *Am J Trop Med Hyg*. 1996 Aug. 55(2):214-8.

218. Olds GR. Administração de praziquantel a mulheres grávidas e lactantes. *Ata Trop*. 2003 May. 86(2-3):185-95.

219. Ismail M, Botros S, Metwally A, et al. Resistance to praziquantel: direct evidence from Schistosoma mansoni isolated from Egyptian villagers. *Am J Trop Med Hyg*. 1999 Jun. 60(6):932-5.

220. Fenwick A, Rollinson D, Southgate V. Implementation of human schistosomiasis control: Challenges and prospects. *Adv Parasitol*. 2006. 61:567-622.

221. Adam I, Elwasila el T, Homeida M. Is praziquantel therapy safe during pregnancy? *Trans R Soc Trop Med Hyg*. 2004 Sep. 98(9):540-3.

222. Tweyongyere R, Mawa PA, Ngom-Wegi S, et al. Effect of praziquantel treatment during pregnancy on cytokine responses to schistosome antigens: results of a randomized, placebo-controlled trial. *J Infect Dis*. 2008 Dec 15. 198(12):1870-9.

223. Leder K, Weller PF. Treatment and prevention of schistosomiasis (Tratamento e prevenção da esquistossomose). Disponível em http.//www.uptodate.com.

224. Savioli L, Crompton DW, Neira M. Utilização de medicamentos anti-helmínticos durante a gravidez. *Am J Obstet Gynecol*. 2003 Jan. 188(1):5-6.

225. N'Goran EK, Utzinger J, Gnaka HN, et al. Ensaio aleatório, em dupla ocultação, controlado por placebo, de artemeter oral para a prevenção de infecções patentes por Schistosoma haematobium. *Am J Trop Med Hyg*. 2003 Jan. 68(1):24-32.

226. Deol AK, Fleming FM, Calvo-Urbano B, Walker M, Bucumi V, Gnandou I, et al. Schistosomiasis - Assessing Progress towards the 2020 and 2025 Global Goals. *N Engl J Med*. 2019 Dec 26. 381 (26):2519--2528.

227. Ramaswamy K, He YX, Salafsky B, Shibuya T. Topical application of DEET for schistosomiasis. *Trends Parasitol*. 2003 Dec. 19(12):551-5.

228. Posey DL, Blackburn BG, Weinberg M, Flagg EW, Ortega L, Wilson M. Elevada prevalência e tratamento presuntivo da esquistossomose e da estrongiloidíase entre os refugiados africanos. *Clin Infect Dis*. 2007 Nov 15. 45(10):1310-5.

229. Pereira, Thiago A.; Vaz De Melo Trindade, Guilherme; Trindade Santos, Elisangela; Pereira, Fausto E.L.; Souza, Márcia Maria de (2021-01-23). "A farmacoterapia com Praziquantel reduz os níveis sistêmicos de osteopontina e o conteúdo de colágeno hepático na esquistossomose mansônica murina". International Journal for Parasitology. 51 (6): 437–440. doi:10.1016/j.ijpara.2020.11.002. ISSN 0020-7519. PMID 33493521. S2CID 231711719.

230. OMS (2006). Guidelines for the Safe Use of Wastewater, Excreta and Greywater, Volume 4 Excreta and Greywater Use in Agriculture (terceira ed.). Genebra: Organização Mundial de Saúde. ISBN 978-9241546850. Arquivado do original em 2014-10-17.

231. Keiser J, N'Guessan NA, Adoubryn KD, Silué KD, Vounatsou P, Hatz C. Eficácia e segurança de mefloquina, artesunato, mefloquina-artesunato e praziquantel contra Schistosoma haematobium: ensaio aleatório, exploratório e aberto. *Clin Infect Dis*. 2010 May 1. 50(9):1205-13.

232. Utzinger J, Keiser J, Shuhua X, Tanner M, Singer BH. Quimioterapia combinada da esquistossomose em estudos laboratoriais e ensaios clínicos. *Antimicrob Agents Chemother*. 2003 May. 47(5):1487-95.

233. Shadab, H.A., Michael, S.B. et al. (Atualizado: 11 de junho de 2020). Schistosomiasis (Bilharzia). emedicine medscape. Direitos de autor © 1994-2022 por WebMD LLC.

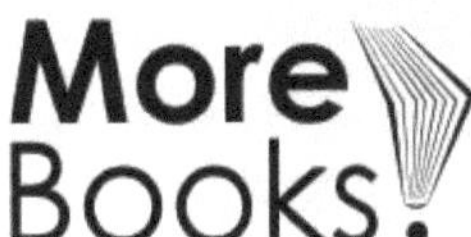

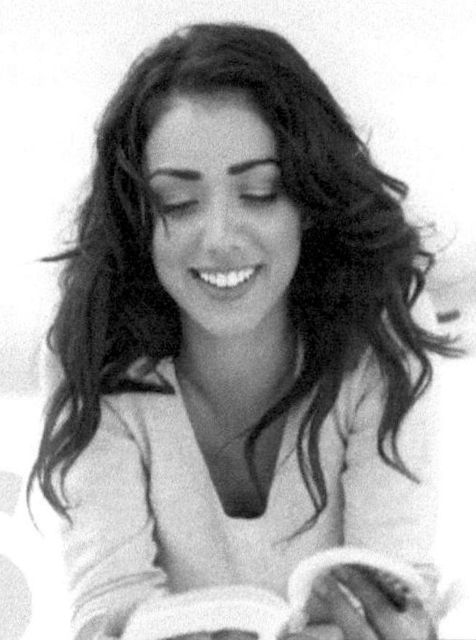

yes
I want morebooks!

Buy your books fast and straightforward online - at one of world's fastest growing online book stores! Environmentally sound due to Print-on-Demand technologies.

Buy your books online at
www.morebooks.shop

Compre os seus livros mais rápido e diretamente na internet, em uma das livrarias on-line com o maior crescimento no mundo! Produção que protege o meio ambiente através das tecnologias de impressão sob demanda.

Compre os seus livros on-line em
www.morebooks.shop

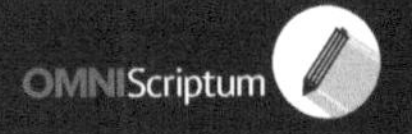

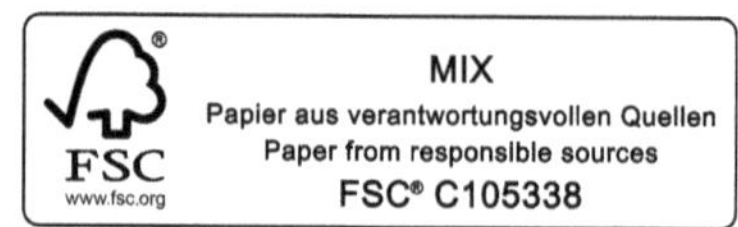

Printed by Books on Demand GmbH, Norderstedt / Germany